創薬物語

リーベンス取締役社長
伊藤正春

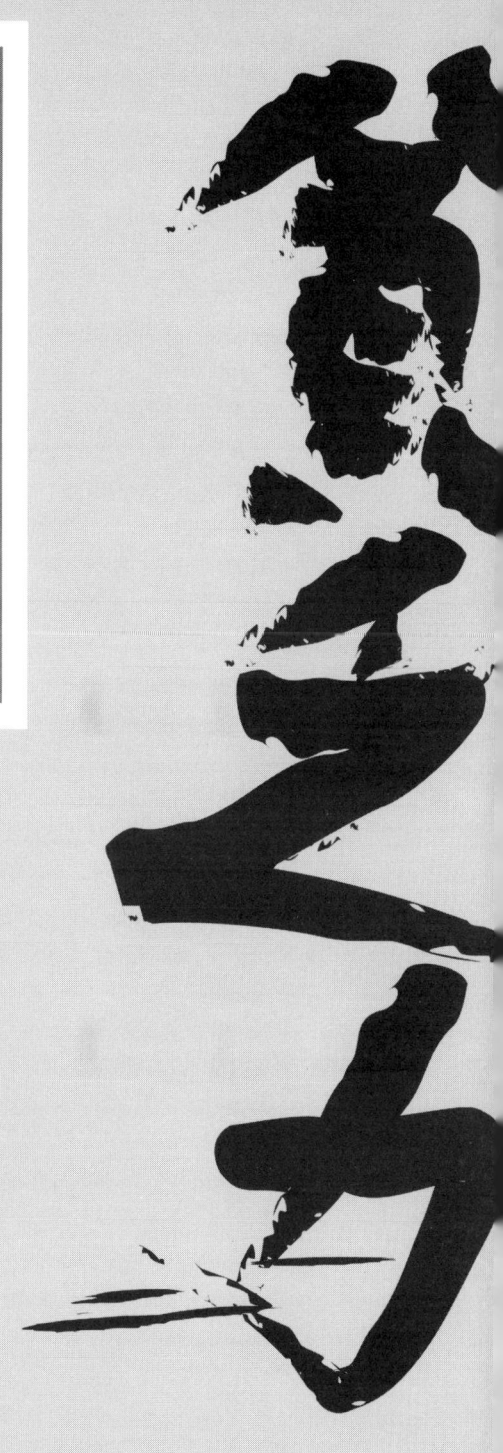

株式会社 新興医学出版社

はじめに

　光陰矢の如し，月日のたつのは早い。平成17年3月で私が新薬の開発に携わるようになって35年が経過した。幸いにも私は多くの先輩やすばらしい仲間に助けられて「胆石溶解剤　レガレン」「防御系抗潰瘍剤　セルベックス」「プロトンポンプ阻害抗潰瘍剤　パリエット」「ED治療剤　バイアグラ」の4新薬の開発に中心的にかかわり，商品として世に送り出すことができた。「セルベックス」は日本国内で年商400億円以上の売り上げを約10年持続し，発売後20年経過した現在も年商約200億円を売り上げている。「パリエット」は発売後6年目にして世界で1300億円以上売り上げる大商品に成長した。「バイアグラ」は海外で開発が先行したテーマで，私は後期開発研究を担当した。性にかかわる薬剤であり，マスコミに大きく取り上げられ，通常の新薬開発とは異なる体験をすることができた。さらに「バイアグラ」の場合は海外臨床データを活用するブリッジング試験成功第1号，加えて優先審査第1号の薬剤となった。その開発にかかわる事が出来たのは光栄である。バイアグラの臨床開発のスピードは驚異的で，日本での第一相試験スタートから3年で申請，申請後6カ月で承認になり，臨床試験開始から新薬承認まで3年半というスピード開発であった。

　新薬の開発は難しく，一生のうち中心的にかかわった製品が1品世に出れば担当者として成功といわれる状況にあって私は本当に恵まれていたと思う。
　新薬として発売され大型新薬として成長すると，元来その化合物は大型新薬になる素質があったから開発する事ができたと評論される場合が多い。しかし上記4薬剤いずれの場合も研究開発当初から新薬として将来を約束されていた訳ではない。淡々と手順どおり作業を進めて自動的に新薬になったわけではない。特に研究開発の初期段階は，どの製品も当事者にとっては単なる化合物でしかない。この何の変哲もない単なる化合物が将来はたして新薬までたどり着けるか確証などない。むしろ新薬開発の最初のステージはどの製品もユニークであれば他に前例が無いだけになおさら常軌を逸した行動をしていると評価される場合が多い。今までの理論の単なる延長線上から外れているからこそ新しい発見であり，新薬の可能性を秘めているのだという考

えからすれば常軌を逸した行動は新薬の種の発見へ至る必須の道程である。
　しかもこの先の読めない不透明な状況は，合成研究，製剤研究，安全性研究，臨床研究など次々と異質の関門をくぐりぬけながら10年以上続く。
　特に企業にあっては，時間の経過とともに経費はどんどん嵩んでいく事を常に意識しなければならない。企業はこの研究費を自前で捻出しなければならない。一品の新薬開発に対して必要なコストは現在では数百億円以上で，世界に通用する新薬では1700億円という。
　新薬開発のテーマ責任者は，テーマの行く末の不安に加えて，莫大な資源を消費しているという重圧に常にさらされる。いわばテーマ責任者は担当テーマを経営する先の読みづらいベンチャー企業の社長であるとも言える。さらにいかなるハッピーエンドのテーマでも，新薬開発の道程では「もうダメ」という危機的状況に晒される。この状況下で刺し違えるようなぎりぎりの判断をしなければならないいくつかの関門が必ず複数回ある。このような事態に至ったとき，テーマ責任者は創薬の憲法とも言うべき自分の価値観に照らしながら，加えて母親が自分の命の危険を顧みず，子供を守り通すように担当テーマを守り通さなければ新薬までたどり着いて成功に結びつく事はまずありえない。新薬開発は先の見えないまさに不安との戦いの連続である。

　これら新薬開発の先の見えない不安，巨額の資金を消費していく二重の荷を背負う過程で，私自身4品目の新薬開発を成功に導き，上市までたどり着く事が出来たその核心部分は何であったのかと自問した時，大学で受けた講義や，専門的知識以上に意外にも幼い頃から成長期にかけての原体験，それも劣等感を伴う体験が重要な意味を持つ事に思い当たる。

　思い返してみれば私は経済的に，また家庭の教育水準という点では，恵まれたとはいえない状況に育った。そしてこの状況は当事者の私にとってみれば，明るく望ましい希望に満ちたものではなく，むしろ暗く気の重い辛いものであった。自分の周囲に相談できる人がいなく，限られた情報の中で，自分の感性をたよりに，自分の頭で判断し，自分が行動するしかなかった。しかもお金はない。
　とにかく身の回りの物をお金に変えながら，生活の足しにして家族が協力して助け合わなければ生活が成り立たなく，それが当たり前だと思っていた。

しかしこの楽しくはない体験は自分が社会に出た場合，特に担当テーマを責任者として推進する場合，経済的バランスの感覚を養い，自分の頭で考え決断していく訓練になっていたと思う。

　私の場合，50円で何を買うかという些細な判断から，自分の進路を決断するに当たっても十分な情報は無かった。その場で，限られた情報を組み合わせて，その状況でとにかくベストと思う判断を自分でせざるを得なかった。しかしこれらのむしろ劣等感や不安を伴う体験こそが，新薬の開発担当責任者としてテーマを推進する場合の重要な資質である事に最近ようやく気付き始めた。自分の頭で考えて，自分の体感した実感できる事を柱にして，限られた情報をつなぎ合わせて自分が担当したテーマの潜在能力をどのように最大限に引き出していくかを判断する。これらの体験は担当テーマを推進しなければならない新薬開発担当責任者にとってのバックボーンを確立する基本的な訓練になっていたと思う。

　このいわば劣等感の体験なくして新薬開発を成功に導く事は出来なかったであろうし，多くの仲間と出会い，新薬開発を通じて，薬を世に送りだし多くの人たちの役に立つという体験を実感する事はなかったと思う。いわばこの劣等感の体験は私自身の宝物であったのだ。

　一方，経済的に恵まれ，教育程度の高い家庭に育った多くの研究開発担当者はこのような先の見えない，さらにとんでもない巨額投資につながる判断をしなければならない状況に対応する教育や訓練はほとんど受けていない。むしろそのような重要な事を判断するには十分な情報を集める必要がある。もっと詳細にデータを集めて判断すべきだ。また未だサイエンスで確立されていない不明確な事に多額の投資などすべきではないと判断するように訓練を受け，教科書の正解に早くたどり着く選抜を勝ち抜いた人たちがほとんどである。

　概して言えば大学4年までの教育は正解があって，これにいかに早くたどり着くかという能力を選抜する過程でもあったと言える。しかし企業の創薬研究の実務では様相はまったく異なり，正解は不明である事が多い。

　多くの場合，研究開発担当者が判断を迫られる時点で正解は不明である。正解であったか誤った判断であったかは5年，10年後に振り返って初めて評価判断できる事である。しかもこの評価判断に関わる他部門の人達は成功

の確たる見通しが不明で，巨額の投資を必要とするような状況にはむしろ近寄らないように教育訓練を受けて選抜されてきた人たちだ。新しいテーマに挑戦しようとする場合，この構図は研究開発担当者および他部門の人も含め互いに訓練と逆行する状況で判断を強いられるという不幸な状態で不安がつきまとう。

　上記不安を回避するためにとられる研究開発部門での方策の多くは「大手他社や有名な大学で研究しているのと同じ領域で，同じような調査をし，同じような化合物を合成し，同じようなスクリーニング系で，同じような製剤，同じような代謝，同じような安全性試験，同じプロトコール，同じモニタリング，同じ集計解析，……して，すこしだけ優れたところがある，しかしそのメリットは自分の担当部門の領域内の事であって，患者さんや家族，医療における具体的なメリットになるとは限らない場合が多い」そして，もし失敗しても，「あの大手製薬会社や大学の有名な研究者たちも同じような判断で同じような研究開発を行った。したがって我々の判断は妥当であった」というものが多い。そしてこのような免罪符を確保した上で，ユニークな世界に通用する画期的新薬・ブレークスルーを開発しようとする単純なしかも基本的な矛盾に陥ってしまうことが意外に多い。

　本書では，特に研究開発を志向する若者にとって，自分の体験のうちほかの人が経験していないむしろ望ましくない，言わば劣等感の体験こそが宝物であり，重要である事を認識していただくために「原風景」「駆け出し時代」の序章を起こしてかなり詳しく記述した。
　ここで問題は望ましくない言わば劣等感の体験をしてこなかったと認識している人はどうしたらよいかである。
　劣等感の体験は個人的事例にとどまらない。社会全体としての体験もありうる。例えば現在日本は高齢社会に入り，これに少子化が重なっている。しかも欧米先進国に比べそのスピードは速い。社会全体の活力，健康，介護，老人医療費の高騰，健康保険の破綻，年金問題，家族の負担など問題は山積みである。この状況は一般論で言えば望ましくない言わば劣等感を伴う社会といえるかもしれない。しかしこの望ましくない状況は別の見方からすれば，解決すべき多くの問題自体が社会の要望するニーズであると考えることもで

きる。この問題点を解決する提案を行い社会に受け入れられれば，巨大な潜在マーケットが顕在化し，経済が活性化すると捉えることもできる。さらに，この高齢少子社会で直面する多くの課題を先頭に立って解決していく事は我々自身や自国のために役立つばかりでなく，そのノーハウを蓄積していけばやがて高齢社会を迎える韓国，中国，インドなど多くの国へ自分たちのノーハウを輸出できる価値を蓄積する事につながると考える事も可能である。このような視点に立てば，望ましくないいわば劣等感の社会状況の中に宝物が秘められている事が見えてくる。

私たちの周囲には解決すべき問題はいくらでもある。「原風景」「駆け出し時代」は創薬に対する自分の考え方を確立するための序章である。

新薬開発に要するコストは増大し，国内大手6社の平均でグローバル新薬の場合1品当たり1700億円の資源を必要とする。一方オリジナル新薬の数は減少の一途をたどり1987年から1990年の4年間で1社当たり3.3品であったものが1999年から2002年の4年間で1.5品と減少している。このように研究開発費の増大と新薬数の減少というきわめて非効率で危機的な状況がなぜ起きているか，その一番の原因は何か，これを改善するために今，何をなすべきかについて敢えて最初に章を設けて「新薬創出の問題点と提案」で私見を述べた。

特に提案に関しては以下の3項目
1：誰のための創薬か
2：指揮者不在の創薬というオーケストラ
3：過去の評論から今実践へ（ピンポイント創薬に向けて）
について大まかな方向性を示す解説に留めた。

「胆石溶解剤」「セルベックス」「膵炎治療剤（E-3123）の失敗」「パリエット」「バイアグラ」の各章は各製品研究開発にとっての急所どころおよび具体的なエピソードを可能な限りありのままにまとめた。これは私の5種類の新薬候補テーマの開発体験であると同時に提案も含んでいる。

「膵炎治療剤（E-3123）の失敗」はどのようにして二重盲検試験で有意差が出るプロトコールを立案し，臨床をコントロールし，かつどのような結果が出るかをあらかじめ予測するか，などかなり具体的に記述した。少し読

みづらいところがあると思われるが臨床開発担当者にとっては実戦に有用な内容であると思う。

　日常の創薬活動において「これは重要な発見ですよ」とプラカードを立ててチャンスが通り過ぎる事はない。創薬活動はいわゆる、常識とは異なる視点から常識と異なるものを見、他の人に聞き取れない訴えを聞き、自分なりの新しい価値を発見していく過程に他ならない。そしてこの発見は心を澄まし、良く見つめた人に見え、良く耳を澄ました人に聞こえる化合物やテーマが本来持っていた特性を最大限引き出す事でもある。「こんな患者さんに応用してくれたらすばらしく役に立つのに、何をためらっているの」という化合物やテーマの叫びを再発見しこれを素直に育成する過程が創薬活動に他ならないと私は思う。

　執筆を終えた今、お世話になった多くの先輩、同僚、友人の笑顔が走馬灯のように脳裏を去来します。
　エーザイOB（元取締役）の小川正城氏、影井健吾博士、影井博士には詳細に校正までしていただきました。医薬産業政策研究所主任研究員　川上裕博士、独立行政法人　医薬品医療総合機構　主任専門員　但野恭一博士、立正大学　構師　深瀬正頼氏、UMNファーマ取締役　山口　勇博士さらに40年来の友人宮川　宏氏からはご指摘と暖かい励ましの言葉をいただきました。北里大学堀田恭子名誉教授、富山医科薬科大学名誉教授、薬剤師認定制度認証機構　内山　充理事長、　東京大学大学院薬学系研究科　木村廣道教授、アリジェン株式会社　所　透社長には出版に当っての全体の項立てなどご指導をいただきました。
　本書「創薬物語」は幸いにも新興医学出版社　服部秀夫社長にご相談したところ快く出版を引き受けていただきました。また本書副題「貧乏力」は本書のカバーデザイン、カットなどを担当いただいた宮川浜奈女史の提案によるものです。
　最終校正で、生活文化舎の村上規子社長、村田真知子女史のご協力を得ました。
　このように多くの方々に助けられてやっと本書を世に出す事が出来ました。この場を借りて改めて御礼申し上げるしだいです。

2005年12月1日

伊藤正春

目　次

はじめに

貧乏力 ……………………………………………………… 1

Ⅰ．原風景 ………………………………………………… 1
1．美濃の風土 ……………………………………… 3
2．幼年時代 ………………………………………… 5
3．川漁師 …………………………………………… 6
4．クロマイ ………………………………………… 7
5．母の貧血 ………………………………………… 8
6．メニエール氏症候群 …………………………… 9
7．大学時代 ………………………………………… 10

Ⅱ．駆け出し時代 ………………………………………… 12
1．エーザイのプロモーター制 …………………… 12
2．これ何の薬になるの …………………………… 14
3．新しいテーマ …………………………………… 17
4．父の検診 ………………………………………… 19
5．丸山ワクチン …………………………………… 21
6．父の闘病 ………………………………………… 22
7．好きな事やっとけよ …………………………… 23

創薬物語 …………………………………………………… 27

Ⅲ．新薬創出の問題点と提案 …………………………… 27
1．膨らむ研究開発費 ……………………………… 27

2. 減少する新薬数 …………………………………………28
3. 選択と集中 ………………………………………………29
4. FDA の提言 ………………………………………………30
5. 革新技術の創薬への寄与 ………………………………31
6. 開発段階での医薬品評価の革新が必要 ………………33
7. 開発段階を効率化する Clitical Path Research ………34
8. 効率よい新薬創出に向けての提言 ……………………35

Ⅳ. 胆石溶解剤 …………………………………………………43
1. 苦難の始まり ……………………………………………43
2. UDCA が胆石を溶かすはずが無い ……………………44
3. 胆汁酸勉強会 ……………………………………………46
4. 内憂外患 …………………………………………………48
5. 念ずれば通ず ……………………………………………49
6. 援助 ………………………………………………………52
7. 申請 ………………………………………………………54

Ⅴ. セルベックス ………………………………………………57
1. 胃潰瘍の歴史 ……………………………………………57
2. セルベックスの開発着手 ………………………………61
3. 画期的な新薬も最初は単なる化合物 …………………66
4. シメチジンの開発史 ……………………………………68
5. 胃潰瘍の薬は存在しない（研究開発担当者にとって）…71
6. 二重盲検試験 ……………………………………………75
7. 申請 ………………………………………………………80
8. データ捏造事件 …………………………………………84
9. 発売に向けて ……………………………………………93
10. 胃炎の適応追加 …………………………………………103

Ⅵ. 膵炎治療剤（E-3123）の失敗 …………………………108
1. 二重盲検試験覚書 ……………………………………108
2. 初期第二相試験 ………………………………………112
3. 後期第二相試験 ………………………………………113
4. 二重盲検試験仕上げ …………………………………118
5. 二重盲検試験成績の推定 ……………………………119

Ⅶ. パリエット ………………………………………………123
1. プロトンポンプ阻害剤（PPI）………………………123
2. PPIの研究開発経緯 …………………………………124
3. パリエットの研究スタート …………………………127
4. 闇研究 …………………………………………………129
5. 対決 ……………………………………………………130
6. プロモータと用量設定 ………………………………134

Ⅷ. バイアグラ ………………………………………………142
1. 性の復権 ………………………………………………142
2. バイアグラの発見 ……………………………………146
3. 作用機序 ………………………………………………148
4. 物差しを作る …………………………………………151
5. 報道 ……………………………………………………153
6. ブリッジング試験第一号 ……………………………156
7. 優先審査第一号 ………………………………………159
8. 朝食が豪華になりました ……………………………162

おわりに ………………………………………………………167

貧乏力

Ⅰ. 原風景

1. 美濃の風土

　太平洋戦争を戦って4年，国家総動員の下で，長く激しかった戦争は終わった。日本の国力を消耗し尽くし，無条件降伏であるポツダム宣言の受諾でようやく長かった戦争に終止符が打たれた。
　私は終戦の翌年昭和21年1月11日美濃の国，稲葉郡鶉（うずら）村（現在は岐阜市鶉）に父亦一と母朝子の長男として生まれた。

　戦国の昔，斎藤道三が築いた稲葉山より南西に約6キロ，時の天下人太閤秀吉が若き日一夜にして城を築き，その名を轟かせた墨俣（すのまた）の一夜城より東に3キロその交わったところに鶉村はある。
　北，西，東の三方を山に囲まれ，南に濃尾平野が開けた美濃地方は大河が多い。東北に位置する木曽の御岳にその源流を発する木曽川，北に位置する白山山地の水源から郡上八幡をへて板取川を合わせて流れる長良川，さらに北西の伊吹山地の源流と根尾川を合わせて走る揖斐川（いびがわ），この3大河川は濃尾平野をほぼ並行して蛇行し，南に流れ伊勢湾に注いでいる。

　美濃地方の人々の暮らしは水との関わりが深い。人々の歴史は有り余る水との闘いの歴史でもあった。三川分流工事が行われる100年ほど前までは，岐阜や大垣から伊勢湾まで，この3大河川が入り乱れ，網の目のように流れていた。そこは中洲で，1面の原野であったが，戦国の頃から，戦いに敗れた武士たちが住み田畑を切り開いてきたという。

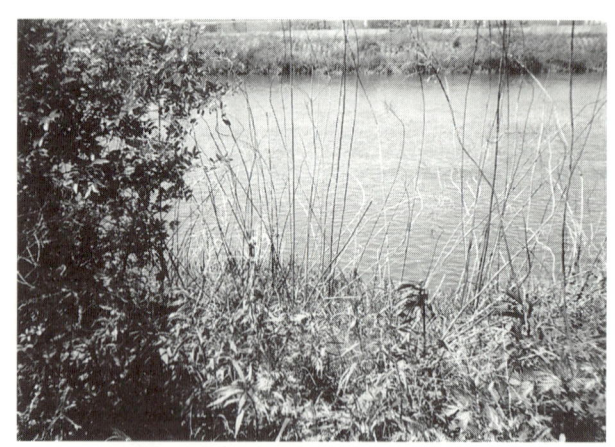

図1　原風景（鵜村を流れる境川）

　中洲は水面すれすれの低地で，度重なる洪水に悩まされたが，またその半面洪水は，肥沃な土を運び豊作をも約束した。住み着いた人々は，自分たちの土地を堤防で輪のように囲み，美濃輪中（わじゅう）を築き上げてきた。春，夏，秋，冬と季節に追われ，スケジュールに合わせて忙しい農作業を続け，その合間に上流から運ばれ，川底にたまった土砂を掘り下げ，堤防を補強し，さらに土地の一部を掘りわけて掘った土で田に盛り土をして稲作を続けてきた。

　しかしその努力にもかかわらず，水害は絶えることがなかった。しかもその水害は輪中ごとに人々を競い合わせてきたのである。自分たちが築いた堤防が洪水で壊れ，我が村と田畑が水に沈むことは他の村々の人身御供となって，水の勢いを吸収し，他の村を助けることを意味した。逆に他の集落の堤防が崩れることは我が村が助かることを意味していた。

　「輪中根性」という言葉がある。働き者で仲間うちに対してはとことん気を許し助け合うがよそ者には冷たく，まず心を許すことはないとされている。この輪中根性は水との長い闘いの中で自然に培われて，人々の気質として定着してきたのであろう。

　鵜村はこの美濃輪中の最北端に位置していた。鵜村のほぼ中央部に深光寺という寺がある。私の家はこの寺の北西側にあった。寺は大きな石を10個ほど積んで造成した村の高台に建てられた，村一番の大きな寺だけあって，

屋根の上にとまった雀などはほんの豆粒のように見えたものであった。私の家はその寺の裏側の崖下に張り付くように建てられ，南面の一部を省き一面の薮の中であった。冬など日が差すのはほんの2時間ほどで，夕方になっても日陰では朝の霜柱が土を持ち上げていた。

2．幼年時代

　家は戦災で焼け落ちてしまったので，焼け残りの木材を集め，バラック建ての20坪あまりの家を改めて立て直したのであった。屋根はセメント瓦，柱は昔ホゾのはまっていた凹みがあちらこちらに見られ，所々にさびついた釘が顔を出していた。壁は荒壁のまま，縄と竹がはみ出し，波打って盛り上がったところは土が落ち，ナメクジが這った跡が粘度の高い銀の光を放っていた。化粧天井はなく，煤（すす）がかかった柱や屋根裏には電線が走り，煤をかぶったくもの糸がたれ，それは黒いぼろ雑巾が垂れ下がっているようであった。電線は襤褸をぶら下げて手の届きそうなところまで下がり，その先には20ワットの裸電球に白い傘がかけられていた。

　冬などは暖をとる練炭や炭がもったいないと夕食後は早々に床につくようせきたてられた。綿がちぎれて玉になりコロコロする布団から顔を出し，白い傘の付け根から天井に漏れた光を眺めていると，電線のわきをカサカサと家ネズミが走りぬけ，柱の陰から，じっと下を見つめている姿を見かけることもあった。

　物心のついたころでさえ，3度の食事は麦飯の中にちらほらと米が混じり，お菜といえば，花かつおに溜りをかけたものか，サツマイモの茎を溜りで煮しめたものであった。飯台やお膳はなく，板張りの床を母が雑巾をかけると，そこに直接茶わんが置かれた。家族6人が円座を組んで座りその中心に麦飯のお釜と大根の葉や芋の入った汁の鍋がデンと据えられると，それで食事の準備完了であった。米の飯を白飯といい，竹輪や油揚げを添えて出されるのは盆と正月ぐらいのものであった。

　月給取りのわが家にあっては，月末の数日間は恐怖と緊張の日々であった。

2. 幼年時代

　富山の薬売りや電気代の集金人が来ても支払うお金がない。奥の部屋の障子の陰に隠れ、母と姉と私は顔を寄せあい、指を口にやってシーと言い合い息を殺し、集金人をやり過ごすのである。しかし給料日の次の日からは、家族の顔も家の空気も急に明るく和む。「明日からは心配せんと思いきり外で遊んでええよ」と母の許しが出る。

　戦後のことであり、また特産品もない鶉村にあっては皆貧しかった。が、特に私の家は貧しかった。私の家は祖母・みな、父・亦一、母・朝子、姉・正子、私、妹・日出子の6人家族であった。

　父も母も尋常小学校卒であったが、実質的には3, 4年生で働きに出たという。父は借金の中に生まれ、そして育ち、借金を自分が働いて全て返済したことを誇りにしていたようで、何度も同じ話を聞かされた。母は幼いころ、3月3日のおひなさまの日に天神様の縁日でゴム靴を買ってもらった。その靴は左右がカタチンバであったが、そのうれしかったひとつ話をよく聞かされたものであった。

　父は近くの紡績工場の機械工として働く傍ら、わずかの田畑を借りて農業を営み、さらに、川漁師や村芝居の手伝い、これに加えて、ブリキ仕事、鶏を飼うなど生計の足しになんでもやるといった生活であった。

　村の生活には厳しいものがある。向こう三軒両隣、三百戸足らずの鶉村にあっては、どこの家の誰が何を食べ何を考え、どこに勤め、収入はいくらぐらいで、嫁はどこから貰い、姉さんは隣村の某に嫁いでいることや、また爺さまは中風で、ばばさまは胃がんで死に、香典がいくら集まったか、今は偉くなったあの人も、小学校時代の成績は悪く、今何某の嫁さんになっているあの人と良い仲であったなど、すべて互いに知り尽くしている。

　梅の花の咲くころであった。近くの八百屋に行きそこのおじさんに売れ残りのリンゴをもらって帰ったことがある。そのりんごはすでに腐っていて、もらったよと父に渡すと、父はいきなりリンゴを土にたたきつけ、「クソー」と言って、拳を握りしめて、空の1点をにらみつけていた。私はこんな厳しい父の表情を見たことはなかった。

　鶉村に生まれ、育ち、ほとんど鶉村より出ることなく、鶉村で一生を完結する人々にとっては、家の格式や親の地位がそのまま子供に投影される。父にはこれが何よりつらかったようである。わが家は耕すべき自分の田畑もな

く，貧しい村のそのまた最底辺をはいつくばって生きなければならない家庭であった。村にあっては耕す自分の田畑がないことはよそ者を意味した。共同農作業，共同治水工事，果ては共同溝さらいに至るまで，共同作業を旨とする村にあって，工場に働きに出る家は共同作業に男の労働力を提供できず，「働人」といって区別されていた。まして鵜村は美濃輪中のひとつなのだ。我が家は古くから住み着いているとはいえ，周囲の人の目は決して温かいものばかりではなかった。

　私立鵜保育園の月謝は300円，500円，800円，1,000円とその家の格により分けられてあった。300円格の我が家は，いつもどこか負い目を感じていなければならない。少なくとも人様より先にラジオを買ったり，新ぴかの自転車を乗り回したりしてはならない。人様より少ない300円で，一応人様の仲間に入れていただく代わりに，人様に先んじたり，よく目立つことをしてはならない。これが無言の決まりであり，掟であった。

3．川漁師

　昭和28年頃になると私は父の漁師の仕事を手伝う機会が多くなった。父の後に魚を入れる魚篭（びく）をぶら下げてついていく。霜柱が土をもたげた枯れ草の上を歩きながら川船にのりこむ。湧き水が多く，川面からは靄（もや）が舞い上がっている。靄の向こうのすすきの穂の先に，真っ赤な朝日が顔を出すと，辺り一面急に明るくなる。こんな時，いつも朝日に向かって今日一日元気に過ごせますように，と父と一緒に祈ることが多かった。寒さでかじかんだ足のひざ小僧ががたがた震え，あかぎれになった指先に食い込んだ魚篭の縄の痛さも忘れるひとときであった。
　捕れた魚を近くの魚問屋に売りに行くと結構な額に上った。寒フナ，冬の鰻は高い値で売れた。特に鰻は1匹100円以上の値がつくことが多かった。今さっきまで川の中にいた魚，その同じ魚が，魚問屋の生簀に移動するだけで，商品として値段がつくのには子供心に驚いた。そしてその100円の同じ鰻が小売店に並ぶと1匹300円もの値段になることにはさらにびっくりした。川に泳いでいる大きな鰻はいったいいくらの値段なのだろう？子供心に同じものが移動するだけで値段が高くなってゆくことが不思議に思えた。

冬は高く売れる魚をとる川漁師，春は田畑を借りて稲や野菜の苗を植え，その合間をぬって村芝居の手伝い，さらにブリキ仕事で屋根や雨どいの修理，卵がいい値段がつくといえば鶏を飼うなど，身の周りにあるものをまずお金に変えて生活の足しになることならなんでもやるといった生活であった。

4．クロマイ

　川漁師の手伝いが続いたある日，私は風邪で寝込むことがあった。私は小学校の身体検査ではいつも栄養失調といわれ，痩せで肋骨が洗濯板のように出ていた。風邪でかなりの高熱が続いたが，特に心配することはないと思っていた。というのは当時発売された画期的な薬・クロマイという新しい西洋の薬を半年ほど前に同じように風邪をひいたときに，たった1錠飲んだだけで，霧が晴れるように見る見る風邪が治ってしまったからだ。この薬は父が風邪をひいて会社のお医者さんからもらってきた残りで，まだあの薬が残っているのでこれを飲めばすぐに良くなると，家族みんなが思っていた。
　しかし今回の風邪はその特別な薬を飲んでも全く効果がなく，むしろ熱も高くなって3日たっていた。
　これを聞きつけた叔父が激しい雨の中，私を見舞ってくれた。この叔父は御岳山で修業を積み，病気を治す祈禱ができるということであった。
　神棚のローソクに火をつけ，何やら神棚へ向かって長い間呪文を唱えていた。次に私が寝ている部屋から東，西，北，南，に向って「エイー」と気合をかけ，私の体の手，脚，胸に手を当て，何やら呪文を唱えた。最後に私を起き上がらせて肩を「パーン」とたたくと同時に「キエー」と気合を入れた。これで私についていた風邪の悪霊が退散したので，しばらくしたら良くなるとのことであった。
　やがて，激しかった雨や風も静かになった。確かに叔父さんの強い気合で，薄暗い屋根裏の物影に隠れていた，風邪の悪霊が驚いて退散したかもしれないと思った。しばらくすると日が射して来て寝ている部屋の障子も明るくなった。私は何やら気分が晴れて，このまま治ってしまうのではないか，と安心して深い眠りについた。
　次の朝，熱も下がり，うそのように風邪は快方に向かった。このとき私は

クロマイという有名な薬でも治らない病気も，祈禱で治ることがある事を実感した。これはたとえメリケン粉であっても信頼する医者からいただいて飲めばかなりの病気は良くなるという現代医学で言う「プラセボ効果」の体験であったのかも知れない。

5．母の貧血

　昭和30年ころになると，社会の急速な復興により，父の勤める会社の支払いも安定してきた。また父のいろいろなアルバイトの収入もあり，わが家の経済状態も多少安定を取り戻した。しかし3人の子供は育ち盛りであり，母も袋張りや既製服の手伝いをして生活を助けた。さらに時間を見つけ小物売りをして，家計を助けていた。当時母は美濃地方で盛んに作られていた番傘や日傘と一緒にノートや鉛筆など文房具を乳母車にのせ，周辺の村々を売り歩いて日銭をかせいでいた。

　濃尾平野一面に広がる緑，一面の田んぼの中を，白鷺が数羽ゆっくりと飛んでゆく。この稲穂が出る直前の緑一色の田んぼ道を遠くの方から，母が乳母車を押しながら近づいてくる。その豆粒のような姿がだんだん近づいてくるときの母の微妙な表情。乳母車を押す母の姿勢や，近づいてくる速度から，今日の売れ行きを予測することができた。少し早足で，前かがみの姿勢で近づいて来る時はたくさん売れた時であった。そんなときは決まってコロッケ付きのカレーライスで，豪華な晩御飯であった。

　このように内職に励む母であったが，母はあまり丈夫なほうではなく，年に2，3回貧血で倒れることがあった。しかし貧血はそっとしておけば自然に意識を取り戻し，意識が回復すれば元気に生活できるので，特にお医者さんにかかることもなかった。その必要はないものと家族のみんなが考えていた。当時の鶉村にあっては，よほどのことがない限り，裕福な家でもなければお医者さんにかかるという習慣はなかった。むしろ安易にお医者さんにかかることに対して，どこか我慢が出来ない軟弱者というように恥じるような風潮があった。

隣村で実際にあった話として聞いたことである。頑固なお爺さんが癌で長く患っていたが，特にお医者さんにかかることもしなかった。むしろ見舞いにもらった果物やお菓子はもったいないと，八百屋さんに行ってお金にかえ，見舞金と一緒にして枕元の布団の下に，新聞紙に包んで現金を蓄えていた。そんなお爺さんもいよいよ死期を悟った。お爺さんは一転して家族に自分が蓄えたお金を，自分の目の前で燃やさせようと「金燃やせー，金燃やせー」と叫び，その声がしばしば隣近所に聞こえてきたという。家族の人は仕方なく，新聞紙を紙幣の大きさに切ってお爺さんの前でこれを燃やした。お爺さんはこれをみて亡くなったという。

　子供心に死んで行くときはお金を持っていけないのに，と思ったものである。

6．メニエール氏症候群

　昭和35年，私は中学生になっていた。当時父は朝5時ごろに起きて畑仕事を終えた後，会社へ行き，夕方会社から帰ると，明るい間はブリキ仕事で屋根の修理や雨樋を取り付けていた。夜は家の中で出来る仕事で，樋や雨請けを作ったり，時々は鍋ややかんまで修理し夜遅くまで働いていた。私も春の連休，夏休みなどで時間を見つけて仕事を手伝ったこともあったが，それは辛いものであった。特に炎天下の屋根の照り返しの中での仕事は，10分もすれば下着まで汗びっしょりとなる。しかし私にとって1番つらかったのは，当時ひそかに思いを寄せていた女の子の家の隣に父の手伝いで仕事に行った時のことである。隣の家の黒い板塀にペンキを塗る仕事であった。ペンキが頭や肩にたれるので，汚れてもよいボロボロのシャツを着て，梯子に登って，塀の汚れを先に雑巾でぬぐい取りながら，ペンキを塗ってゆく仕事である。その姿は，まるで乞食のようで好きな女の子に見られたくない。ところがこの私の姿を見つけた友人が隣の家に聞こえるように大きな声で，「伊藤，お前何やっとるんやー」と声をかけられるのであった。私はこの野郎，絞め殺してやろうかと心から思った。多感な少年時代である。

　16歳になる頃まで私は比較的健康に恵まれていた。しかし時々朝起きる時少しめまいがすることがあった。また激しく100メートルを走ったり，水

泳で特にクロール泳ぎをしたりするとめまいがすることが多くなった。そんなことが半年ほどつづいた。梅雨時のことであったと思う。朝起きようとして頭を上げると強烈なめまいがして起き上がろうとしても水平感覚がぐらりと傾き，周囲が猛スピードで右回転をはじめる。それでもなんとか起き上がろうとして無理に立ち上がると急激に回転し倒れてしまう。むかむかと吐き気がして布団の上に吐いてしまった。母親に連れられて近くの開業医に見てもらうことになった。

　開業医は「特に悪いところはありません，受験勉強で大変なんでしょう。」と言い，神経科や精神科で診てもらっても特に異常はないということであった。めまいがでないときは平常となんら変わらないこともあり，時に仮病ではないかと疑われることもあった。しかしだんだん症状は激しくなり，1週間のうち2日も3日もめまいで学校へ行けない日が続いた。初期症状が出てからすでに半年以上が経過していた。5カ所以上の診療所，病院でもよくわからないので，専門の大学病院の耳鼻科で精密検査を受けることになった。

　問診に続き，視力検査，聴力検査，脳波検査，いずれも異常はない。耳の中に水を入れ人工的にめまいを起し，三半規管の機能をみることになった。

　診察台にしがみついてゲーゲー吐きながら検査を3回受けた。

　そのかいあって診断が出た。「メニエール氏症候群」という診断であった。よかった。診断がはっきりしたのでこれで治療してもらえると私は安心した。長い間診療所や病院を回り，大学病院でつらい検査を受けた甲斐があったと思った。

　しかしメニエール氏症候群は当時10万人に一人という非常にまれな奇病で，比較的多忙なサラリーマンやストレスの多い仕事の人に最近ふえている。めまいがないときは正常と全く変わらないので，仮病と間違えられることが多い。そのため周囲の理解が得られることが少なく，ノイローゼに追い込まれ会社をやめたり，ひどいときには自殺をする人が多いということであった。メニエール氏症候群の原因は内耳のリンパ圧が高く，三半規管が機能異常を起こすと言われているが，その原因はよくわからないし，現在治療法はないということであった。

　私は驚いた。何のために多くの医療機関を回り，さらに大学病院で苦しい検査を我慢して3回も受けたのか。苦しい検査をして，診断名がついてそれ

で治療法がないというのはいったいどういうことか。私は担当の医師に詰問した。医師の答えは「これが残念ながら医学の現状なのです。」であった。

　これがあの立派な大学病院のそれも専門の先生の答えなのか，どこかおかしい，どこか間違っている。私は検査の帰り，何度もつぶやいていた。

　その後，家族や親類に助けられ，知り合いを頼り，漢方，民間療法，針，灸，指圧，温水療法など，良いといわれている療法は手当たり次第に試した。その甲斐あって激しい運動は出来ないが，普通に生活するには特に支障ないところまで回復することが出来た。

　何が効果があったかわからない。自然治癒経過であったのかもしれない。しかし自分では暖かいお湯のお風呂と水風呂に交互に入る温冷水療法が，自分には一番効果があったように感じている。

7. 大学時代

　昭和40年私は仙台で大学生活を送っていた。300円格のわが家では夢想さえ許されなかった大学生活を送っていた。当時の下宿代は朝・夕食付きで1カ月9,000円であった。それに本代と昼飯代を加えた小遣いが6,000円，計15000円で1カ月を生活することにしていた。しかしこれでは不足し，その15,000円とは別に月々4,500円の育英資金と，時に家庭教師のアルバイトをしていた。

　大学の合格通知が花柄の合格電報で仙台から届いたとき，父は恭しくこれを三方に上げ，神棚に備えた。お水と，ローソクの明かりを新しくして，長い間祈り続けていた。ご先祖に報告をしていたのではないかと思う。このときのこと，後で母が「おとうちゃん，泣いとんさったよ」と教えてくれた。

　母は私が仙台で，一人生活をはじめるのがよほど心配だったのであろう。一度だけ手紙をもらった事があった。便箋2枚にひらがなではじめから終わりまで，「からだにきおつけて，からだにきおつけて，からだにきおつけて，……」母はひらがなとカタカナ以外，漢字はほとんど読み書きできなかった。

　私の下宿は仙台市川内三十人町にあり，清流広瀬川を眼下に眺める高台に

あった。東北大学の教養部には歩いて3分，春にウグイス，夏に河鹿が鳴き，秋にはモズが庭先の木の枝に「早贄」を作りにやってきた。下宿からの夕方の眺めは広瀬川に沿って開けた家々に灯がともり，それは紫に煙る杜の都に宝石をちりばめたようであった。夜，床につくと広瀬川の水音が聞こえ，それは一日の出来事を楽しいことも辛いこともすべて洗い流し，明日からの新しい1日を約束してくれているようでもあった。

　昭和45年1月私は教授室に呼ばれた。当時私は東北大学薬学部衛生科学教室に所属していた。U教授には随分かわいがっていただいた。ビタミンEの誘導体の抗炎症作用を調べる傍ら，針灸による抗炎症作用をラットを用いて検討することを容認していただいていた。U教授はいつも「薬は使わないですめば，それに越したことはない」とおっしゃっていた。またご自身，手当て療法（手を患部に当て症状を和らげる治療法）を好んで活用しておられた。
　「伊藤君は大学に残って研究を続けるの，それとも就職を希望するの」
私は即座に答えた。
　「就職します」
　「ずいぶんはっきりした自分の意見を持っているね。大学に残って研究することに魅力を感じないの」
　「はい大学の研究は細かすぎると思います。成分の分析や単一物質に分けて細かい作用を検討することは，それなりに意味があると思います。しかし社会の多くの人が求めているのは副作用が少なく効く薬だと思います。私は早く社会に出て，もっと実際に社会に役に立つ仕事がしたいと思います」
　「キミー本当にそう思う？」
　「はい，そう思います」
しばらく沈黙が続いた。
　「いやあ，僕も実はそう思うんだよ，僕もいずれ社会に影響を与え，もっと直接役立つ仕事に移りたいと思っている。時期はいつになるかわからないけど，その時は声をかけるから。それで職種は，研究，それとも開発，営業のいずれを希望するの？」
　「仕事の内容は経験もないのでわかりませんが，あまり細かいところでなく，全体を眺めながら新しい薬を創り出してゆくような仕事が希望です」
　U教授はその数年後国立衛生試験所に移られ，その後中央薬事審議会の会長を勤められた。

Ⅱ. 駆け出し時代

1. エーザイのプロモーター制

　私はU教授の推薦もあり，製薬会社であるエーザイの開発本部調査室に配属され，開発プロモーターという位置付けであった。エーザイはプロモーター制という独特な制度を軸に伸び盛りの会社であった。エーザイの創業者である内藤豊次は，東京田辺の役員時代，アメリカの製薬会社を視察する機会に恵まれたという。
　当時の日本では，草根木皮を中心とする生薬が主流であった。したがって製薬会社の1番重要な仕事は，輸入した材料が本物であるかどうかを鑑別することであった。しかし内藤が海外視察で見たものは，化学合成による均一な物質を動物実験で安全性などを確かめて，理論に基づいて意図的に新しい薬をつくっていく全く新しい方法であった。
　内藤は帰国後，何度も東京田辺で，アメリカ流の研究開発による創薬開発を提案したが，受け入れられなかった。
　内藤は東京田辺を定年直前に退社し，エーザイの前身である桜丘研究所を東京小石川に設立した。そのような背景から，研究開発主体の製薬会社を設立するのが内藤の夢であったという。
　しかし内藤一人で出来ることは限られている。そこで内藤は，製品を中心になって推進する人をプロモーターと命名し，内藤自身の分身として位置付けた。プロモーターは販売促進を行う販売促進プロモーターと，研究開発テーマを推進する開発プロモーターに分類されていた。多くの場合，開発中のテーマが承認を受けて発売されると，その担当製品を持って販売部門のプロモーターになるのが，当時のエーザイでは一般的であった。
　プロモーターは内藤の分身として位置づけられていたので，年齢に関係なく製品の企画はもちろん，予算執行権など強い権限を委譲されていた。し

がって若輩でもプロモーターといえば，各部門長，支店長も「プロモーターが言うのであれば仕方がない。」とプロモーターの意向に沿って仕事を進めるという風土がエーザイには確立されていた。いわばプロモーターは担当製品の「社長」であった。

　エーザイ入社時の今でもよく記憶に残っている情景がある。エーザイのすぐ近くに緩やかな坂で約200メートルほどの広い道の両側に見事なソメイヨシノの桜並木があった。春には桜が咲き乱れ，多くの人でにぎわい，文京区の桜の名所となっていた。入社式直後の4月初め，新人研修を受けるため，御殿場にある研修センターに向けて，この桜通りから出発した。抜けるような青い空の下，風も無く，降りしきる桜の下をバスに乗り込んだ。自分の将来にどんなことが待ち受けているのだろう，何とかやっていけるだろうか，新薬開発という夢のある仕事を担当させていただくことになった。小さくてもいいからとにかく1品目は自分が作ったといえる新薬を世にだしてみたい。いつかこの桜並木を歩きながら入社したときの今の自分を思い出すときがあるだろう。その時どんな自分になっているのだろうか？降りしきる桜と，青い空に重ねて将来の不安と期待が交差し，思いを馳せていた。

　昭和45年，私が配属された開発本部調査室長はT氏が主宰していた。T氏には「プロモーターというのはどこでどんな事態になっても担当製品に関する全てのことは自分自身のこととしてとらえ，これを解決していくのが仕事である。たとえば安全性で問題があったときはその領域の専門家に会い，問題を解決する。製剤，安定性，主薬効，厚生省との折衝，大学病院の専門の先生との研究打ち合わせ，クレーム対応など，ことが何であっても担当製品に関することはすべて自分自身のこととしてとらえ，これを解決していくのが仕事である。いわばプロモーターはその製品の母親である」と教えられた。
　T氏はまた，「プロモーターにはその製品に関するすべての情報が優先的に集まるので，担当製品に関しては世界中の誰よりも熟知しているようになる。したがってたとえ相手がその領域の世界的権威であっても，自分の担当製品に関することであれば対等，むしろリードできるような総合力を身に付けてほしい。担当製品の潜在価値を最大限引き出すために，自分が一番良

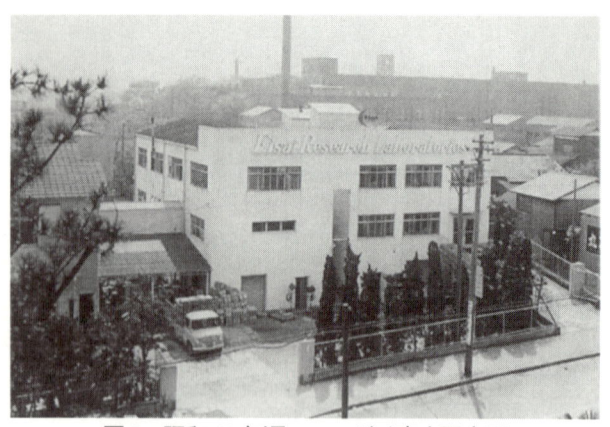

図2　昭和40年頃のエーザイ東京研究所

いと思う事を遠慮しないで実行してほしい」と諭すように要望した。
　T氏はエーザイの消化器系の主力商品であった「メサフィリン」の販売プロモーターを経験した人でもあった。
　私は開発部門で新薬の種を探しこれを推進する，開発プロモーターという位置づけであった。

2. これ何の薬になるの

　入社して私が最初に担当したのは，消化管ホルモンでアミノ酸が10個連なったペプタイドであった。私の担当テーマは，オーストラリアの木登蛙の皮膚から最初に発見された「セルレイン」というペプタイドで，非常に強い胆のうを収縮する作用を持っており，胆嚢造影の検査薬として開発が期待されていた。
　当時エーザイは消化器系（食道，胃，十二指腸，大腸，肝臓，胆嚢，膵臓などを含む領域）に強い地盤を持っていた関係もあり，ぜひこれを導入し，より地盤を強化したいという意向が強かった。しかし契約条件が合わず，結局協和発酵にその製品は譲渡された。したがって私の担当の仕事はなくなってしまった。

今思えば私の上司は包容力が大きい，立派な方であったと思う。

「当分自分が一番良いと思うことをやってごらん」と言われた。
　オーストラリアのカエルの皮膚にそういう面白いものがあるのであれば，日本のカエルにだって面白い生理活性を持ったものがいるのではないかと思った。日本の蛙に限らず，海外のカエルも集めて大学や両生類研究所，さらには上野の動物園の水族館の先生とも掛け合って，多種類の蛙を集める準備をはじめた。エーザイ社内に抽出するグループ，生理活性を調べるグループ，精製するグループ，構造決定をするグループ，さらに日本両性爬虫類研究所，東京大学の分析学教室のN助教授と共同研究を組むプロジェクトを立ち上げた。そして約1年半の間に，いくつかの生理活性物質の構造決定を推進した。その中には新規化合物も含まれていた。

　その頃，世界では消化管ホルモンの研究が盛んに行われていた。消化管をコントロールしているのは副交感神経，交感神経が主であったが，消化管をコントロールする新しい物質である「セクレチン」や「ガストリン」が発見され，消化管ホルモンという新しいジャンルが確立されつつあった。さらに当時，脳の視床下部を刺激するペプチドホルモン「LHRH」が発見され，この研究に対してノーベル賞が授与された事もあり，新しいペプチドホルモンに世界の注目が集まっていた。

　我々のプロジェクトでは1年半の間にいくつかの新規ペプタイドの構造決定を行い，学会でも発表して注目を集めていた。作用は強く，1億分の1グラムでも作用を示す強い消化管ホルモン様の物質も発見していた。大学の高名な教授や研究者からも，ぜひ研究したいのでサンプルを分けて欲しいと要望を受けていた。このような状況であったので，我々は創薬の才能があるのではないかとプロジェクトメンバーで話し合ったりしていた。
　その頃，私は上司T氏に自分たちの成果をレポートにまとめて報告に行った。T氏にはその都度プロジェクトの進行状況を報告していたが，区切りをつけ，ねぎらいの言葉を期待してのことであった。
　恭しくレポートを手渡し，「お陰さまで創薬研究をここまで進めることが出来ました」

しかし，期待したねぎらいの言葉は無かった。
しばらく沈黙がつづいた。
「伊藤君，頑張ってくれているのはよくわかるけど，これ何の薬になるんだろうねぇ」
　私はにわかには答えられなかった。だって，消化管ホルモン様の作用があり，新しい化合物で特許も出願した。きわめて微量で作用があり，学界でも注目され，有数の研究者からも問い合わせは多い。あとは安全性など調べれば，自然に薬になるのではないかと，漠然と思っていた。とにかく目の前の成果を出す事に集中し，薬として承認をとるのにどんな要件が必要か改めて考えた事もなかった。
　私は数日間，我々の特許を出願した新しいペプタイドが何の薬になるのか，考え続けたが解らなかった。大体，病気のメカニズムは不勉強で，自分たちの発見したペプタイドの生理作用がどのような病態にフィットするのか，見当もつかなかった。それより薬はどうして創り出すのか，新薬の種はどうしたら見つけられるのか解らなかった。
「如何したら新薬の種は見つけられるのですか？」
　T氏は「実は僕もよくわからない，新しい物を見つけ出すのだから見本は無いと思う，ただ薬は患者さんの役に立つためにあるのだから，臨床現場に行き，実際に治療にあたっている先生に状況をよく伺って，何に困り，患者さんが何を求められているかをはっきりさせ，この要望を満たすために，我々が何を出来るのかというスタンスから出発するのが良いと思う」

　T氏は川崎にあった日本鋼管病院院長S先生を紹介してくれた。S先生は消化器内科の臨床医であったが，アイデアマンで特に薬の作用メカニズムに詳しい人であった。すでにS先生が出したアイデアで消化器系の薬剤がエーザイから発売され実績を上げていた。私はその後，1カ月に1度S先生を訪問した。白衣を着て雑用助手を勤めながら直接診察の場に立会い，先生と患者さんとの会話を勉強することもあった。当時，S先生は人気があり，患者さんは廊下に列をなしていた。S先生は患者さんの訴えを聞いた後，注意事項を伝えるのが精一杯であった。この時医師は多忙で患者さんと十分にコミュニケーションを取る時間は実質的にほとんどないことを実感した。またこれとは別に院長室で，病気の発生メカニズムや治療方法の変遷の話も伺

った。時には海外で発表された新薬の情報や，専門研究者間の最新の話題などS先生から直接に話を聞くこともできた。

　T氏はS先生を紹介してくれた帰り道，「伊藤君，とにかく若い頃に，小さくても良いから成功体験を持って欲しい。テーマは小さくても良い，すでにある商品の改良でも良い，とにかく成功体験を持つこと，特に薬は特殊だから，薬がどのようにして出来てゆくのか勉強にもなる」という助言が印象的であった。

　後にわかったことであるが，T氏は上層部から「いつまで伊藤らのプロジェクトを遊ばせて置くのだ，他の開発プロモーターへの影響もある」と指摘を受けていたという。

　T氏は「特にメンバーのN助教授は，従来の我々の物まね的研究と違う新しいやり方をしておられる。あのプロジェクトからは何が出てくるかわからない，もう少し時間の猶予を与えてほしい。また新薬の種がどういうところから出てくるのか身をもって体験し，若い人たちが自分たちで答えを出すまで勉強する時間を与えてやってほしい」とわれわれのプロジェクトをガードしてくれていたという。

　私は「社会人にとって1番強い影響を受けることは？」と尋ねられたとき，決まって「会社に入って最初に着いた上司」と答えることにしている。

　もし最初についた上司がT氏でなかったら，またエーザイにプロモーター制がなかったら，その後いくつかの新薬開発の現場に立ち会うことができた私はなかったと思う。

　私は本当に恵まれていた。

3. 新しいテーマ

　昭和47年夏，私はエーザイに入社してすでに2年以上が経過していた。同期に入社したUさんは抗菌剤領域が担当で，新しいテーマの動物実験をすでに終了し，来月から健常人での臨床研究をスタートするという。

　安全性研究所で1年間研究を経験したMさんは，循環器領域担当で，半年前から新しいテーマの臨床試験をスタートしていた。

　私は入社早々自分の担当テーマがなくなり，自分なりにプロジェクトを組

んでいくつかの新しい化合物の探索はしてきたものの，薬のタネとなるテーマとはほど遠い状況であった。

そんなころ，エーザイの販売部門のプロモーターA氏から，画期的な薬の情報があるということで報告書が回ってきた。
胆石を手術せずに，薬を飲んで治すことができるというものであった。
コレステロール系胆石患者に，胆汁酸の一種であるケノデスオキシコール酸（CDCA）を1日あたり0.75～4.5gを6～22カ月間内服した結果，7例中4例に効果を認めたという報告であった。
アメリカの研究者から日本の本領域の第一人者宛に，「ニューイングランドジャーナルオブメディシン」に受理された研究論文のコピーを事前に送ってきたものであった。

私はテーマに飛び付いた。
私が当時CDCAを担当してみようと考えた理由をまとめると，以下の5点である。
1)「ニューイングランドジャーナルオブメディシン」は海外の臨床部門の一流誌であり，これに発表された論文内容は信頼できる。
2) 動物実験ではなく臨床で胆石溶解効果がレントゲンという客観的方法で確認された。
3) 作用メカニズムが明快である。
人の胆汁中にはコレステロールが高濃度に存在するが，油であるコレステロールが水に溶けたように可溶化しているのは，生体内石鹸とも呼ばれる胆汁酸がコレステロールを可溶化しているからである。コレステロール系胆石患者では，この胆汁酸が相対的に低下している。
4) CDCAは胆汁酸のひとつであり，しかも人の主要胆汁酸である。コレステロール系胆石患者では，このCDCAが不足しているという。
5) CDCAは公知物質であり特許性は無い，主原料さえ入手できれば，消化器系に強いエーザイなら，開発，販売分野でリードできる。

しかし，CDCAを担当しようと決断した私の心情的な背景は，自分自身が担当するテーマがなくなり，とにかく自分の足場になるテーマが欲しいと

焦っていたこと，これが一番大きな理由であったと思う。またこのCDCAというテーマを1つの材料にして薬がどのようにして作られていくのかを，勉強することができるとも考えた。

4．父の検診

　昭和48年6月，久々に父が上京してきた。そのころ私はエーザイに勤務し研究開発部門で，胆石溶解剤の開発を担当していた。父は半年ほど前より急に食欲がなくなり，近くの開業医で胃潰瘍と診断され，自宅で治療をしていたがスッキリしなかった。専門病院で精密検査を受けるための上京であった。

　私は消化器領域の専門医でもある日本鋼管病院のS院長に相談した。S院長自ら検査をしていただけることになった。

　バリウムが胃袋に流れこむと，胃の形や胃粘膜の微細な変化までレントゲンの画面は鮮明に映し出していた。S院長の目は光っていた。立った姿勢，右を下にした姿勢，左側を下にした姿勢，うつ伏せ，仰向けなどの体位で胃を圧迫したり，空気を送り込んだりして，数十枚ものレントゲン写真を撮影した。撮影の都度，小型原子爆弾が投下されたようにパッとひかり，一瞬何も見えなくなり，画像が周囲から再び映し出されてくる。父の胃は変形をしていた。念のためすでに父は，内視鏡で直接患部を見ながらその組織を採取し顕微鏡で調べるバイオプシーの検査を受けていた。S院長のはからいもあり，すぐに結果が手元に運ばれてきた。

　私は祈るような気持ちでS院長の顔を見た。S院長の顔は明るかった。

　「最初は悪いものかと心配しましたが，あなたの胃袋の形はもともと少し変わっています。粘膜の走り方も並行で整っているし，悪いものではありません」

　レントゲン写真を1枚1枚指し示しながら，丁寧な説明であった。父の表情もパッと明るくなった。

　唇には先ほど飲んだバリウムが残っていたが，その白い唇は笑っていた。そういえば10年くらい前の検査で近くの先生から同じことを言われたことがありました，と話した。

4. 父の検診

「酒は控えめに，刺激物もできればあまりとらない方が良い」と言う以外に特に指示が出されなかった。院長室のドアを閉めようとしたとき，
「お父さんはいつまで東京に？」
「たぶん天気が良ければ皇居でも案内し，明日の夕方には帰る予定です」
「それはいいですね，ではお大事に」

私と父は病院を出た。外は明るく晴れ渡っていた。父は「有名な先生に診てもらって本当にありがたかった。明日は皇居にお参りをさせてもらって」と帰りの足取りは軽やかであった。

次の日はあいにくの雨で，濡れては体に触ると，少し強引ではあったが皇居に行きたそうにする父を私は東京駅まで送り届けた。

新幹線は雨足が一層激しくなったレールの上を滑り出していた。冷たく光るレールを残して車両の姿は雨脚にすぐにかき消された。

その夜8時半ごろ電話が鳴った。「日本鋼管病院のSです」私の脳裏を一瞬不吉な予感が走った。

「お父さんはもうお帰りになりましたか？残念ですがあなたのお父さんは進行性の胃癌です。スキルスです。すでに手遅れで，手術しても助けることは出来ないでしょう。しかし手術をするとすれば早い方がよいでしょう。今後のことを協議したいので，明日1時半ごろ部屋にいらしてください」

私はしばらくの間受話器を握りしめたままだった。にわかにはその言葉の意味が理解できなかった。つい今しがた東京駅で見送ったばかりの元気な父が，それも進行性のスキルス癌とは。もしそうだとすれば父の予後は，幽門狭窄を起こし，食べたものが腸の方に通過できず，食べても，食べても吐き戻され，極度の栄養失調とガン特有の悪液質でやせ細り，最後を迎えなければならないか，さもなければ腹膜や肝臓などの他の臓器に癌が転移し，腹水がたまりお腹ばかりが大きくなり手足は細り，数回腹水を抜いたころ死に至るか，いずれにしろ悲惨な最期を迎えることになる。父の命は長くて1年，一般的には8カ月ぐらいしか残されていないはずであった。

結局手術は行わなかった。私は制癌剤，免疫増強剤，漢方薬，民間薬など発売されている物はもちろん研究中や治験中のものまでサンプルを入手し，有望と思われるものは田舎の担当医にお願いして試していただいた。

5. 丸山ワクチン

　日本医科大学皮膚科の丸山教授は癌患者が結核にかかると，癌が治ってしまう場合があることに着目して，結核菌を処理して丸山ワクチンを完成させていた。

　日本医科大学に伺い，丸山教授の説明を聞いた後，誰でも丸山ワクチンを実費で入手することができるとの情報があった。私は副作用が少なければ何でも試してみるのがよいと判断した。

　100人ほども入る教室では丸山教授が自ら，家族が持参したレントゲンフィルムを丁寧にさし示しながら説明されている。「Aさんはワクチンを使い始めて3年経過していますが，癌は特に大きくなっていません。お住まいは沖縄で取りに来ていただくのは大変でしょうが，できればずっと続けてください」

　「Bさんはすでに癌を発病されて10年も経過しています。しかし日常生活に大きな支障もなく生活されています。80歳と高齢ですから，このまま順調に経過するためにもワクチンを続けてお使いになるのをおすすめします」

　「Cさんは胃癌の手術後すでに5年経過していますが，まったく再発はないようです。秋田から薬を取りに来るのは大変でしょうが，使用を続けてあげてください」と丁寧な説明である。

　私も状況を丸山教授にお話しした。

　「他のお薬と一緒に続けて使用してあげてください。あなたのお父さんと同じような患者さんで癌が消え，5年以上元気に生活されている方もいらっしゃいます。希望をもって続けてあげて下さい」と励ましのお言葉をいただいた。

　北は北海道，南は九州，さらにはハワイやアメリカからも丸山ワクチンを入手するために，ご家族の方がたくさん来ておられる。末期がんの患者や再発がんの患者で，5年10年を経過している人の多くの家族がワクチンを取りに来ておられる。もしかしたら本当に癌が治るのではないか，あるいは癌をコントロールすることはできるのではないかと，希望が持てる気分になった。しかし考えてみれば癌で亡くなった方の家族は，もはや丸山ワクチンを

取りに来られることもないので，この種類の薬の臨床評価は難しいとも思った。

　丸山教授が説明されている教室の外の廊下では，丸山ワクチンの購入を希望する家族が百名以上待機していた。驚いたことにキノコから抽出したがんに効くという健康食品，ヨーロッパの冷泉からとったがんに効くという命の水，微量元素の混合物，生薬，漢方薬，鉱物，動物の骨を削ったものなどいろいろな癌に効くという健康食品のパンフレットや説明書を手渡す人が忙しく活動していた。当時の価格で確か1ヶ月20,000円ほどであったと思う。患者家族の中には2種類3種類の健康食品を買い求め，大きなバックにつめ込む人も少なくなかった。癌患者を抱える家族にしてみれば，副作用がなければ少しでも良いと言われることなら何でもしてあげたい。効く，効かないは別としても，とにかく何かをせずにはいられない。価格もむしろ高めのほうが家族の気持ちとしては，最後にこれだけの事をしているという，ある種の充足感を得る事が出来る。そんな心境はよく理解できた。私自身，いくつかの健康食品を買い求めようかという衝動にかられた。しかし専門家と相談してからにしようと思いとどまった。

6．父の闘病

　試してもらっている薬が効いたのかもしれない。私は昭和51年の正月を父の死に出会うことなく迎えることができた。すでに時間は父の上京より2年半を経過していた。しかし父の容態は着実に悪化していた。からだ全体がやせ細り，手首や足首はそれこそ横笛ほどの太さしかなく，頬はこけ落ち，ギョロッとした目と頬骨ばかりが目立ち，まさにその姿は生ける屍であった。腹ばかりがパンパンに張り，1月15日には23回目の腹水を抜くという。担当医と相談し，私以外のだれも病名を知らされていなかった。
　母は夜になると父の入院先の病院で看病しながら眠り，朝から夕方まで町の工場で手作業の臨時工として働き続けていた。入院して1年近く，よく母の体はもったものである。
　1カ月ほど前，父が用便に行きしゃがみこんだままついに立ち上がること

ができず，看護婦さんに助けられてベッドにたどり着いて以来，下の物の世話が必要になっていた。そのころより近所に嫁いでいた姉や妹が代わり合って，昼に夜に毎日母を助け世話をしてくれていた。
　「具合は如何ね」私は努めて明るく声をかけた。
　「おお，来たか，仕事は忙しいか」土色の皮膚をかぶった頬骨に髭が長く伸びていた。「髭がずいぶん伸びたね，剃ったるわ」，髭をぬらし，石鹸をあわ立て丁寧に髭を泡で包んだ。弾力性のない皮膚の下は直接骨で，注意して丁寧にそったが3箇所も出血させてしまった。剃り跡にハンドクリームを塗り終わって，私は父に鏡を手渡した。父は鏡を見つめていた。「元気にみんなやっとるか？仕事はどうや」，父はゆっくりと大きな口を開け，一言ずつ力を込めて言った。異常に大きな喉仏だけが激しく動いたが，声はやっと聴き取れることができるほどに弱々しくなっていた。髭を剃ったり，私との会話で疲れたのであろう。いつの間にか父は眠りついていた。
　次の朝，私は病院に立ち寄った。正月の5日であった。その日の夕方私は東京で研究会を企画し，胆石溶解剤の研究の説明をする予定になっていた。眠っている様子の父をしばらく眺めていたが，母に自分の体も気をつけて，父をよろしく頼むと言葉を残し病室を出ようとした。父の声であった。「モー，行くのか」目を閉じたままゆっくりと，しかし力の入った声であった。「うん，また近いうちに来るわ」これが，私と父の最後の会話となった。

7．好きな事やっとけよ

　13日後，1月18日にその時は訪れた。その日私は仙台に行っていた。胆石溶解剤の研究打ち合わせのためであった。訪問先にはすでに妹から「電話をくれるように」とメッセージが届いていた。打ち合わせを終えすぐに電話を入れた。
　「今までと様子が違うで，出来れば早めに帰ってきて」と少し早口で興奮気味の妹の言葉であった。
　その日の夜9時，私は岐阜羽島駅に降り立っていた。一面雪景色で，美濃地方に40センチメートルもの雪が降ったのは10年ぶりということであった。私はタクシーの曇ったガラスについた水滴をハンカチでふき取った。遠くま

で白1色の世界が続き、その向こうに黒い集落のような塊があり、その中に点々と黄色い光が見える。その光はゆっくりと後に流れていく。しばらく私は窓の風景を眺めていた。雪のためスピードを上げることのできない車にイライラしたり、虫の息でもいい、生きていてほしいと願ったりもした。しかし頭の奥の方に冷たい芯のようなものがあり、意外に冷静な自分を誰かが遠くから見つめているような気がした。

　病院の階段を駆け上がってドアを開けた。

　母の目がそこにあった。出合い頭であった。

　母はころげ出るように飛び出してきた。

「あかなんだよ、だめだったよ、先生が息子さんが来るまで生きとらなあかんでと、胸をどすん、どすんと何回もきつう押したり、注射を3本もしてくんさったり、それでもあかんと耳元で大きな声で、又一ツア、又一ツアーとずっとよんでくんさったり、肩を揺すってくださったけど、あかなんだで、ワー」、母は私の腕の中で泣き崩れていた。

　昭和51年1月22日の夜11時30分、私は父の遺体と2人で仏間に座っていた。美濃地方では長男が親の遺体を送り出す前の一夜、線香を絶やすことなく最後の夜、遺体を見守るのがしきたりである。昨日からのあわただしかった出来事が走馬灯のように、私の脳裏を去来していった。

　当時臨床開発での仕事は多忙を極め、折しも22日の午後4時から私は鹿児島で胆石溶解剤の研究会を予定していた。研究会は中止することができない。案内状はすでに配られ、数十名の医師が集まってくる。皆多忙な人々である。私は恐ろしいほど冷静であった。

　母は涙ながらになるべく早く帰ってきてほしいと送り出してくれた。鹿児島の医師のリーダーS先生に、会社の上司T氏からすでに電話連絡が行き、ことの仔細が伝えられてあった。そのS先生は研究会の時間を繰り上げて、岐阜に近い、愛知県にある小牧空港行きの飛行機便に間に合うように、変更してくれていた。

　鹿児島も珍しくその日は雪で、雪をかぶったフェニックスの下、タクシーを飛ばした。通夜に来てくれた親類の何人かが「このたびはどうも」と形通りのあいさつの後、ワッと泣き出したこと。私はそれを半分は演技ではないだろうかと、他人の事のように眺めていたことを思いだしていた。

ようやく今私は1人になることができ，棺の前に座っていた。私が見守っている線香からは，一条の煙がユラユラと昇っていた。煙は紫色に，ときに乳色に濁って見えた。

　棺のわきの丸盆に乗手鏡が置いてある。病院で髭を剃ったあと私が手渡したものである。鏡のそばに白い紙に包み剃刀が添えてあった。貝印の安価な安全カミソリ（悪霊が遺体に取りつかないようにとのこの地方の風習）であった。父は白装束で3角の布を頭につけて，手を胸の上に組み，数珠を掛け，仰向けに寝かされていた。首に5円玉を2枚紐で通し掛けていた。三途の川を渡るときの渡し質だという。

　父の死に顔は安らかな表情ではなかったが，特に苦痛を訴える表情にも見えなかった。鼻や口に詰められた脱脂綿が異様に白く，それは父がこの世の人でないことを示していた。

　私は線香を付け足した。煙はより紫色を増し，まっすぐに上がった。

　仏壇のわきに，明日祭壇に飾られるはずの大きな父の写真がかけられていた。その姿は村芝居を教えたころの着流しの写真で，右手に扇を持ち，左手は腰の角帯に添え，斜めに左前から撮った写真は父ご自慢のもので，少し腰を落とし，右足を前に出し，自分では市川歌右衛門に似ているといっていた。その写真の額にはすでに黒いリボンがまかれてあった。

　私は考えていた。もし父の口が利ける間にたどり着いていたら，死に目に遭うことができていたら，この父は私に何を言いたかったのであろうか？この父の写真は私に何を訴えたかったのであろうか？そのことを考え続けていた。

　棺の脇に小さな皮の手帳が置いてあった。エーザイが出しているサービス品の手帳であったが，私の就職がよほど嬉しかったと見えて，父はいつもこの手帳を日記代わりに愛用していた。

　父の闘病生活の最後の頃を記録したものであった。手帳を手に取ると，手帳の皮はびっくりするほど冷たかった。手帳に何か小さな紙が挟まっている，そのページを開いてみると1月5日に「正春かえる」と大きな字で，最後の力を振り絞って書いたのであろう，乱れた父の筆跡があった。挟まっていた紙を広げると，それは私の東北大学の合格を知らせる花柄の合格電報であった。その合格電報は少し変色していた。私は思い出していた。合格電報を神

棚に上げ，長い時間なにやら祈り続けていた父の姿を。

　急に胸に熱いものが込み上げてきた。堰を切って押し寄せる水のように，大粒の涙が頬を伝った。握り締めた手帳の上に熱い涙がこぼれ落ち，手帳をぬらしていた。私は肩で息をし，泣きじゃくっていた。

　そういえば父の死以来，めまぐるしく出入りする人々へのお礼の言葉や，坊さんの依頼，埋葬の許可申請，お医者さんへのお礼，死亡届，葬儀後の費用の交渉など忙しかったし，心のどこかでやっと来るべきものが来た，もうこれでいつ来るのかとビクビクしなくてもすむ，と，どこか安堵感にも似た気持ちが先に立ち，父の死をかみしめる気にはならなかった。棺のふたを開け，皮の手帳を入れふたを静かに降ろした。

　静かである。線香の煙が急に揺らぎをましたようであった。写真の父は笑っていた。青地に金の竜の描かれた羽二重の着流しを着て，その姿はどこまでも晴れやかであった。それはその前に横たわっているその人の最期の姿とはとても同一人物とは考えられない晴れやかな姿であった。

　その晴れやかな父のまなざしは，私に語りかけているようであった。

　「死んで行く時は，みんなオレのような姿になっていくんやで，お前本当に好きなことをやっとけよ」と父は言っているようであった。

　「そうだ，本当に好きな事をやろう，誰に遠慮がいるものか」私はつぶやいていた。

　時に，無敵を誇ったアメリカ軍がベトナムから敗退し，ラオスに人民民主主義共和国が成立した翌年で，その年はやがて毛沢東主席の死を迎えることになる。

創薬物語

Ⅲ. 新薬創出の問題点と提案

1. 膨らむ研究開発費

　日本製薬工業協会に所属している医薬品産業政策研究所発行の「政策研ニュース no 13」で主任研究員の川上氏は海外売り上げ比率が 20 % を超えている国内製薬企業大手 6 社（武田，三共，山之内，エーザイ，藤沢，第一）について，研究開発投資とその成果について以下のように考察している。

　大手 6 社における研究開発費の平均を 1990 年以降 4 年ごとに図 3 に示した。研究開発費は基礎研究費，応用研究費，開発研究費に大別しているが，基礎研究費は主に薬の探索研究の費用を，応用研究費は前臨床試験とフェーズ I および探索的な臨床試験の費用を，開発研究費は後期フェーズ II 試験から市販後調査費用までを含んでいる。1990 年に 6 社平均で 302 億円であったが研究開発費は 2002 年に 650 億円と 2 倍になっている。

　一方，米国大手製薬企業の 1 社平均の研究開発費の推移をみると，1990 年から 2002 年までに 603 万ドル（12 社平均）から，2619 百万ドル（9 社平均）と 4.3 倍に伸びており，国内大手 6 社の 2 倍以上の伸びとなっている。

　要するに日本国内大手製薬企業 6 社平均の最近 4 年間の研究開発費は年間約 650 億円であり 4 年間で約 2 倍に増加している。一方米国ではこの増加傾向はさらに著しく 4 年間で 4.3 倍の増加を示し，年間投資額は米国大手 9 社平均が 2619 百万ドル 2750 億円（1 ドル＝105 円）に達している。すなわち日本国内製薬企業に比べ米国製薬企業の 1 社あたりの研究開発費は日本の約 4 倍と格差がありさらに，日本，米国ともに新薬の研究開発費が高騰しその傾向はより顕著になっている。

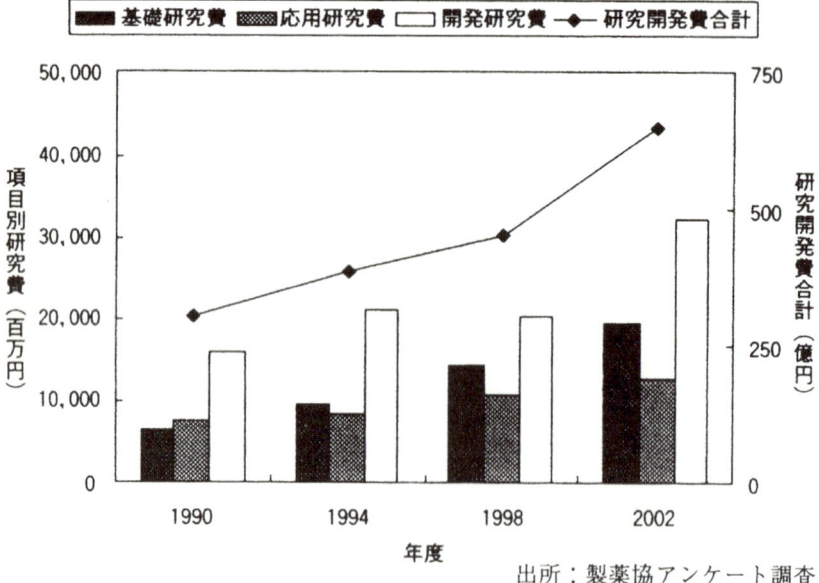

図3 研究開発費の推移（国内大手6社平均）
出所：製薬協アンケート調査
(医薬産業政策研究所，政策研ニュース No 13, 2004)

2. 減少する新薬数

　このように日米共に1社あたりの研究開発費が高騰している一方で，その成果である新薬発売数はどのような傾向を示しているのであろうか？
　川上主任研究員によれば1997年から1999年には，1社平均年間約300億円の研究開発費を投入し，有効成分4.7うち自社オリジナル3.3の承認を取得していたが，1999年から2002年には年間約650億円の研究開発費を投入し新有効成分2.8，うち自社オリジナル1.5の承認にとどまっている，としている。
　日本国内製薬企業において，10年前は自社オリジナル新有効成分1品にかかる研究開発コストは364億円であったものが，最近の10年間では1733億円に高騰したことになる。さらに1999年から2002年には製造承認38に

Ⅲ. 新薬創出の問題点と提案

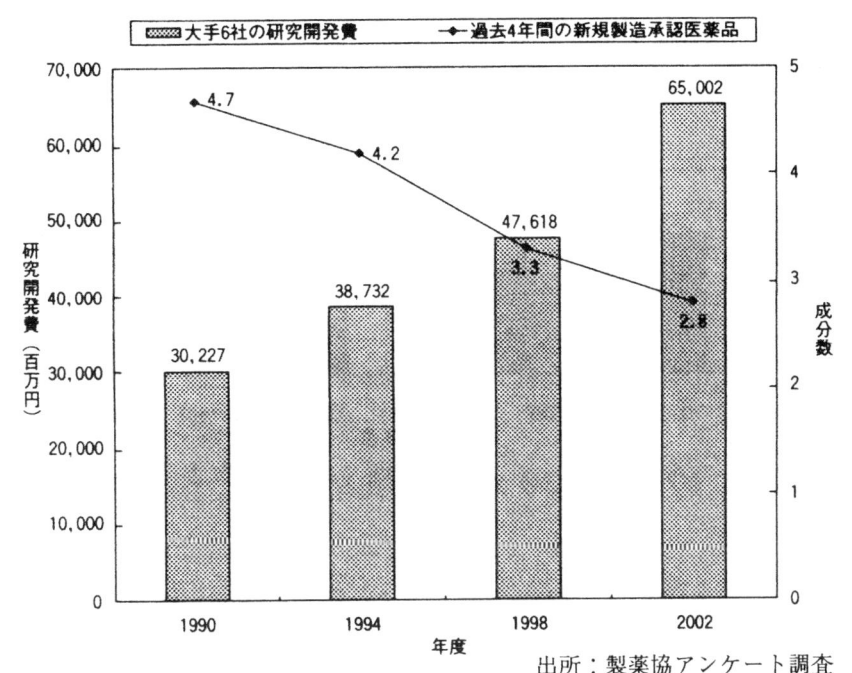

図4 研究開発費の推移と承認された新有効成分数の推移（6社平均）
（医薬産業政策研究所，政策研ニュース No 13, 2004）

対して輸入承認89で，国内で承認される新有効成分の3分の2が外国生まれという状況である。

3. 選択と集中

大手6社の研究開発費は増加の一途をたどり，研究開発人員は横ばい，新有効成分数は漸減しており，新薬の開発効率は年々低下しているように見える。
しかし1990年代は海外で通用する大型の新薬を各社が開発していた時期である。世界の売り上げが7億ドル以上の薬品は98品目あるが，このうち

11品目（ランソプラゾール，プラバスタチン，リュプロレリン，レボフロキサシン，タムスロシン，カンデサルタン，ピオグリタゾン，ラベプラゾール，ドネペジル，ファモチジン，タクロリムス）は大手6社から誕生した医薬品である。国内大手6社は米国大手製薬会社と研究開発費の総額で大きな差がある中，限られた資源を効率的に集中投資してきたと考える事も出来る。しかしこの事は少ない資源で選択と集中による，効率的な新薬開発を推進しても，世界に通用する自社オリジナル品を1品目開発するのに1700億円の研究開発投資が必要な状況にあることを示している。

　今後，日本の製薬企業においても新薬開発をグローバル化していく場合，現在アメリカ製薬企業が直面している研究開発費の高騰と新薬数の減少というきわめて非効率な危機的状況に直面する事を視野に入れる必要がある。

　この危機的状況に関し当事者のアメリカではどのように考えているのであろうか？

4．FDAの提言

　医薬産業政策研究所森下主任研究員は「政策研ニュースno.15」（2004年10月）の中で「求められる開発段階での技術革新」というタイトルでFDAの提言を整理し，以下のようにまとめている。

　「新薬の創出を効率化し成果に結びつけるためには，探索段階だけでなく，開発段階にスポットを当てた研究を推進していくことが重要である。米国では今後，大学，企業，FDAの緊密な連携の下，クリティカルパスリサーチを具体的に展開していくと思われる。日本においても産業側だけでなく規制当局や医療関係者も開発段階での技術革新の必要性を認識し，医薬品の安全性と有効性の検証過程における研究を強化していくことが重要である」

　ここでは森下主任研究員のレポートをベースに問題点の整理をする。

　FDAは2004年新薬創出の活性化策として「Innovation or Stagnation」と題する報告書を公表し，開発化合物を決定してから承認までの安全性と有効性を検証していく過程（Clitical Path）をサポートする研究を強化充実することの必要性を提言した。

5. 革新技術の創薬への寄与

　FDAは，技術革新が進んでいるにもかかわらず新薬創出数が増加していない原因として，基礎研究の飛躍的な進展に比べ医薬品開発に必要な応用科学の進歩が遅れている点を指摘している。

　以下の図5は探索，開発（前臨床，臨床）の各段階にどのような技術がかかわりを持っているかを示したものである。

　まずシードを探る（標的候補分子の同定）段階では，ジェノミックスやプロテオミックスといった遺伝子，蛋白の大量解析技術を用いて，病態と正常な状態における遺伝子，蛋白の発現量の差を解析し，病態特異的に発現している遺伝子，タンパクの同定が可能となってきた。このようにして同定されたものを標的候補分子として，さらに，発現プロファイリング，機能プロテオミックスといった技術を用いて多数の遺伝子やタンパクの発現量を網羅的に調べ，標的分子を選び出すことができるようになった。続いて，選択された標的分子に作用し活性をもつリード化合物を見いだす段階では，大量の検体を1度にスクリーニングするハイスループットスクリーニング技術を用い

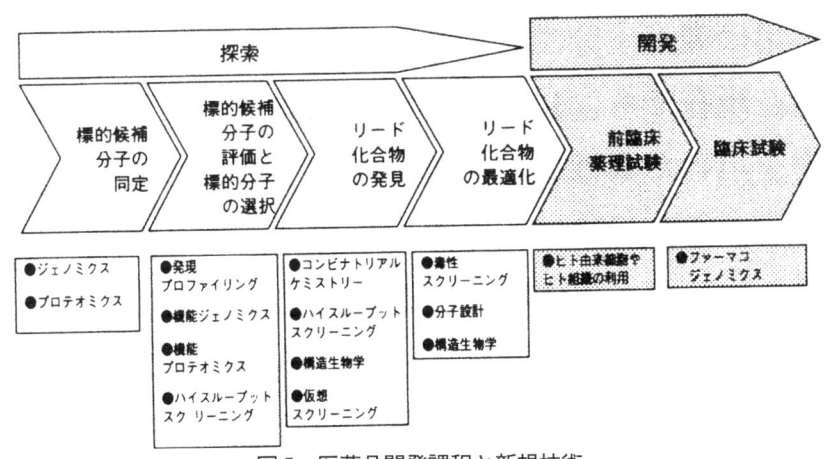

図5　医薬品開発課程と新規技術
(医薬産業政策研究所，政策研ニュース No 15, 2004)

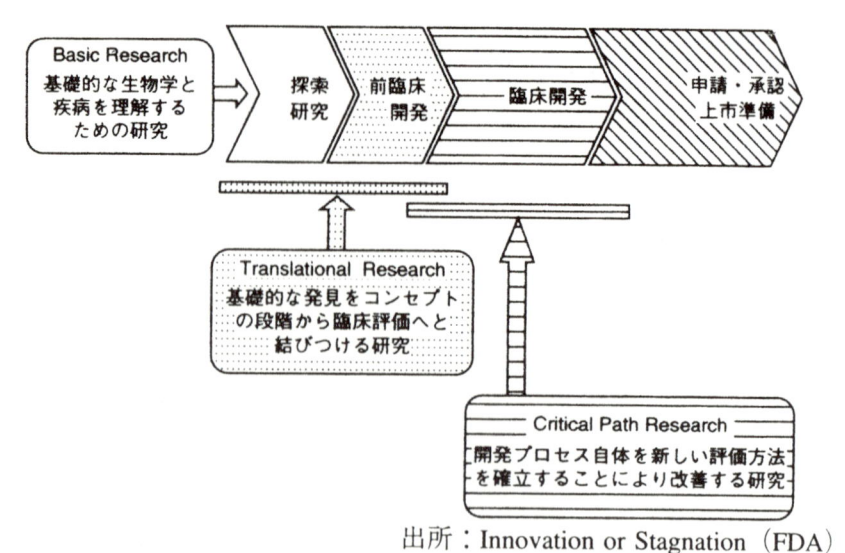

図6 医薬品開発をサポートする研究の位置づけ
(医薬産業政策研究所, 政策研ニュース No 15, 2004)

て数多くの化合物をより早く評価することが可能となった。また, 見出されたリード化合物をさらに最適化していく過程では, 一定の骨格を持つ化合物を1度に多数合成するコンビナトリアルケミストリー技術や, 標的分子の立体構造に基づいて阻害剤の構造をデザインする分子設計技術が応用できる。このように医薬品の探索段階では, 基礎研究の発展から生まれた多数の新技術が活用されている。

一方前臨床試験以降の開発段階ではヒト由来の組織を使って, ヒトにおける薬物動態をある程度まで予測できるようになってきた。また薬物代謝と薬効発現の個人差については, 遺伝子レベルでの個人差を解明するファーマコミックスによってその原因が解明されつつある。しかしながら, 開発段階では探索段階に比べ新技術の活用度合いはいまだ小さく, 旧来からの手法で医薬品の評価を行う場合が多い。

6. 開発段階での医薬品評価の革新が必要

　医薬品の研究開発は，図6のように探索研究，前臨床研究，臨床研究という，質の異なる複数の段階を経て行われる。このため，医薬品開発過程の上流にある探索研究で，新技術を用いて多数の候補品が見つけ出され開発段階へと進められても，下流の前臨床試験や臨床試験といった安全性と有効性を検証してゆく過程の効率化が十分でない場合は，候補品のすべてを十分に評価しきれない可能性がある。

　すなわち，新薬の創出を効率的に行うためには，探索段階から開発段階に至るまで技術革新が連鎖して起こることが重要である。

　FDAの報告書では新薬創出停滞の原因として，医薬品の安全性と有用性の評価をより短時間で，より確実に，より低いコストで行うための応用研究が十分に成されていないと指摘されている。現在でも，10年以上前に確立された方法で動物を用いた毒性試験を行い評価することが多い。このような試験は，労力，時間，多くの検体を必要とするが，臨床開発後期で生じる安全性の問題をいまだ十分に予測できていない状況にある。

　表1に1991年と2000年における医薬品の開発中止理由を示した。この10年間で薬物代謝や体内動態に由来する中止件数は明らかに低下しているが，安全性や有用性に由来する開発中止は10年間で変化はなく，毒性や市場性に由来する開発中止はむしろ増加した。

表1　開発中止の理由の変化

開発中止理由	1991－2000の変化
●毒性 ●市場性	明らかに増加
●薬効 ●臨床上の安全性	大きな変化なし
●体内動態、吸収	明らかに減少

出所：Nature Rev.Drug Discov.2 566-580(2003)
(医薬産業政策研究所，政策研ニュース No. 15，2004)

7. 開発段階を効率化する Clitical Path Research

　以上述べてきた背景から，FDA は，医薬品開発の効率化のために，疾病の理解のための基礎研究や基礎研究の臨床応用を加速するためのトランスレーショナルリサーチに加え，第三の研究として前臨床，前臨床開発段階を推進する研究（Clitical Path Research）の必要性を報告書で提言している。この研究は，医薬品の有効性と安全性をより効率的に検証する新しい手法を開発し，臨床開発後期における有効性や安全性の欠如に由来する開発中止率を低下させることを目的としている。

　表2には，Clitical Path Research として提起された研究内容をまとめたものである。これらの研究は基礎研究（Basic Research）とは異なり，研究対象は，開発段階における医薬品の評価方法である。そして研究の目標は，新しい評価方法が臨床試験において安全性や有効性の評価に実際に使用され，さらに標準化して広く採用されることにある。たとえば，これまで主に探査研究に用いられてきたファーマコジェノミックスやプロテオミックスを開発研究や治療の現場に利用していくためには，どこでだれが測定しても再現性

表2　Critical Path Research の具体的内容

安全性評価	●プロテオミクスやジェノミクス技術の安全性予測への応用 ●薬剤の毒性発現予測
有用性評価	●プロテオミクスやジェノミクス技術の安全性予測への応用 ●バイオマーカーやイメージング技術をもちいた薬剤の有効性の評価 ●新しい疾患領域の薬剤評価基準の研究 ●臨床試験デザインに関する統計学的研究
工業化	●医薬品製造および医薬品製造に関する規制に新規技術を応用

出所：Innovation or Stagnation（FDA）
（医薬産業政策研究所，政策研ニュース No.15, 2004）

よくばらつきの少ない結果が得られることが必要であり，測定系を標準化し信頼性をより高めていくことが求められる。

またバイオマーカーやイメージング，ジェノミックス，プロテオミックスなどを診断技術に応用して確立した新しい有効性評価方法が医薬品開発に広く採用されるためには，臨床的な薬効評価方法から得られた結果と症状や予後の改善といった実際の治療効果とが一致することを検証する必要がある。ただしこの検証には多数の症例が必要となる場合が多く，莫大な費用と時間を要することになる。

要するに，FDAの提案は新薬の創出を効率的に行うためには，探索段階から開発段階に至るまで技術革新が連鎖しておきることが重要で，特に臨床での安全性を予測するための前臨床研究，および臨床開発段階における医薬品の評価方法に関して10年以上前に確立された方法に取って代わるような革新的な新規技術を活用した新しい評価方法の確立を目指す研究を推進すべきであると提言している。

この提言自体私も特に異論は無い。しかしこれらの言わば基盤整備がなされれば新薬開発のコストは大幅に減少し，開発される新薬の数が増加するかとなると，疑問を感ずる。

私はこれらの新薬創出のための基盤整備を進めると同時に，むしろこれに先行して変革しなければならない課題があると感じている。基盤整備と共にこの課題を改善すれば基盤整備のための投資を抑えてその成果を効率よく引き出す事が出来ると考えるからである。

8. 効率よい新薬創出に向けての提言
誰のための創薬か

誰のための創薬か？との質問に対して，一般的な答えは「われわれは自分たちの専門的知識や技術を応用し，また資源を効率よく活用して患者さんやその家族のためになる新薬を提供するため創薬活動を行っている」に近いのではないだろうか？

この回答は決して誤りとは思わないが，私にはしっくり来ない。私なら

「患者さんやその家族の要望を解決するため専門的知識や技術および資源を手段として活用する。その解決手段のひとつとして創薬活動がある」と答えたい。

　これは一見似ているようでかなり意識の違いがある。最初に自分たちの専門的知識や技術があるのではなく，1番重要なのは最初に患者さんや家族の要望を解決することを中心にすえて創薬の出発点とする事である。この違いは，問題解決を自分たちの知識や技術の範囲の中で限定して考えて，極端な場合は技術や知識の押し売りになりかねない。患者さんや家族の要望にこたえるために自分たちを変化させて，適応させてゆく中で新しい視点からの潜在ニーズやアイデアを発見し，新しい価値を創造していくというきわめて重要なスタンスからずれてしまう可能性を秘めている。

　この事は営業活動でよく言われる「素人は商品を売り，プロはニーズや問題に対する解決を売る」に似ている。この素人とプロ，これはまったく異なるアプローチで，素人は相手の状況に関係なく商品を売ろうとする。プロはまず相手の状況を理解し，その状況に合わせてニーズと自分の製品を結びつけることを模索するからである。そこには新しいマーケッティングの発見に連なる創造の萌芽がある。

　誰のための創薬か，それは自分の愛する人や家族が病気になったときの要望を解決するためのひとつの手段という，明確な言わば，創薬の憲法とも言うべき確固たる信念を持ち，常にこれに照らして，提案し決断してゆく事がまず重要である。これを踏み外すと，新薬創出の基盤整備がいかに十分なされようと，根本での方向が間違っていれば社会から求められていない新薬候補を作ってしまう事になる。これでは新薬までたどり着く事はおぼつかないばかりか資源の浪費に繋がりかねない。誤った目標に向かって船出すれば，努力すればするほど早く誤った港に着き，新薬開発断念という荷物を港に降ろすことになる。

指揮者不在の創薬というオーケストラ

　医薬品の研究開発は，探索研究，前臨床研究，臨床研究という，質の異なる複数の段階を経て行われる。このため，医薬品開発過程の上流にある探索研究で，新技術を用いて多数の候補品が見つけ出され開発段階へと進められ

ても，下流の前臨床試験や臨床試験といった安全性と有効性を検証してゆく過程の効率化が十分でない場合は，候補品のすべてを十分に評価しきれない可能性がある。

すなわち，新薬の創出を効率的に行うためには，探索段階から開発段階に至るまで技術革新が連鎖して起こることが重要である。との森下氏の見解は前に述べた。

問題はどのようにして探索研究から開発段階にいたるまで全体の整合性を取り技術革新の連鎖をもたらすかという事である。しかし現実にそのようなことが可能であろうか？

新薬の開発過程は非常に多くの技術背景が異なるステップからなり，試行錯誤を繰り返す複雑な道程である。一瞬に多数の検体が評価可能な分野から，ひとつの評価を終了するのに1年以上の長期間を要する臨床評価の分野を含み，これらの分野は互いに独立した異質の領域である。これらの異質の領域が整合性を取って，技術革新の連鎖が起きるということは非常に困難である。ある程度成功確率を高める事は可能であるかもしれないが，たとえば，試験管内の試験結果がどの程度実際の臨床結果に反映するかはいくつかの臨床研究を実施しないと結論は出ない。このように探索研究の結果から臨床での結果を推定する事を一般化するためには多くの時間と莫大な費用を必要とする。このような課題は少なくとも企業の創薬研究の中心課題とはほど遠い。特に企業にあっては，技術自慢の医者が丹念に手術をし終わってふと患者を見たら，患者は息絶えていたという事になりかねない。

むしろ各分野の技術革新は分野ごとに独立して進行し，必ずしも足並みはそろわない事をある程度認めた上で，これら多くの技術革新をいかに新薬開発に集約して道具として活用するかという点が重要であると思う。

特にここ10年，各分野の技術革新は進歩し，新薬開発にとって必要な多くの分野はどんどん専門化する。現在すでに合成，分析，薬理，製剤，安全性，臨床のモニタリング，統計，ライティングなどの専門性が高まり，これに対応して専門受注機関が増加し，ビジネスとして成り立っている。

しかしこれら専門受注機関が集まれば自動的に新薬が生まれるとは思わない。それは必要条件ではあるが十分条件ではないと思う。どのような疾病に対してどのような新薬を作りたいという明確な目標と強力な意志が無い限り新薬開発はおぼつかない。そのテーマの明確な目標や強い意志なくして多く

の専門受注機関が集まれば各受注機関の利害闘争にもみくちゃにされて，テーマはその潜在能力を発揮する前にドロップという事になる。大きな製薬企業の内部でも同じ様な状況が起きていると思う。企業内ではむしろこの状況はより陰湿であるかもしれない。

　多くの場合，異質で専門化した異なる分野で，相手の状況は理解しがたいので，その分野の最終評価は部門長に委ねられる。しかし各部門では複数のテーマを抱えており他のテーマとの優先順位の兼ね合いなど各部門内のお家事情がある。現実には，企業内の各部門長は互いに次のポジションに向けてのライバル意識も働く。さらにここで成された最終評価が正解であった否かが判明するのは5年先，10年先である。このような状況では，テーマの評価に対して，結局短期的視点や他部門長にどのように評価されるかが重要な判断要因と成る。このような状況で各部門長が集まって合議でテーマ進捗の最終判断が成される。したがってその判断にはテーマ自身の問題点とは別に各部門のお家事情，利害関係が影響する。この様な状況ではテーマ自身が本来持っている潜在能力を最大限引き出し，これを臨床的有用性に結び付けるという重要な目標を維持し続けるのは難しい。極論すれば良い薬を世に送り出すために各研究開発部門があるのではなく，各部門の利益拡大のための一つの材料としてテーマがある事になり兼ねない。これを回避するためにはテーマの母親のようにテーマの最初から長い開発段階を経て承認発売されるまで見守り育成し，常にテーマの潜在能力を臨床的な有用性に向け極大化を推進する専任担当者，およびこれを支える組織が必要である。しかし現実にはこのような専任担当者を置いている大手製薬企業はほとんどない。

　この状況は，すばらしい設備という楽器や有能な研究，開発担当者という演奏家が集まって，各々独自に自分の専門の研究，開発という楽器を懸命に演奏している状況に似ている。

　テーマ専任担当者のこのような新薬を創るという明確な目標と強い意志なくしては，指揮者なきオーケストラで画期的な新薬という名演奏を期待するようなものである。

　研究開発費の増大と新薬数の減少という極めて非効率で危機的な状況がなぜ起きているか，その主要原因のひとつは患者さんのニーズを中心にすえてその要望を満たすため，合成，分析，薬理，製剤，安全性，臨床研究計画，モニタリング，統計，申請など専門化された機能を道具として活用し，明確

な目標に向かって，強力に推進するテーマ専任担当者（指揮者）不在の創薬である点だと思う。研究開発費の増大と新薬数の減少というきわめて非効率で危機的状況を打開するために，私は新薬の種の段階から新薬として承認を取り，発売して販売が軌道に乗るまで一貫してこれを専任で担当推進する組織およびこれを担う人材育成が急務であると思う。

過去の評論から今実践へ（ピンポイント創薬に向けて）

　大学を卒業して企業の研究開発部門に配属される場合，多くの研究開発担当者は創薬に関してはほとんど教育を受けていない。概して言えば大学4年までの教育は正解があって，これにいかに早くたどり着くかという能力を選抜する過程であったと言える。その後大学院修士課程，博士課程で研究活動に従事したとしても，そこでは自分の担当領域のごく狭い分野で競争相手よりいかに早く実験をして結果を出し，これを一流誌に公表して研究論文数を増やすかという事が主要な目標となる。この事と創薬とは直接結びつかない。例えばある植物から新しい成分を見つけて，この成分に従来と異なる強い抗癌作用が確認されれば，その研究は論文公表に値する成果である。大学での研究はこの段階で一応完結する。しかしその成分が非常に不安定で，しかも合成するのに高額の費用を要するのであれば創薬という視点からすれば致命的な欠点である。このような場合，企業の研究開発では，新しい抗癌剤候補品の臨床で期待される有用性とそこから得られるであろう期待利益，研究開発に投資できるそのときの企業の資源，さらにその候補化合物の安定性，合成コストの問題点が解決可能か？　その解決に必要な時間と資金…など多岐にわたる検討が必要である。しかもそのほとんどは実際に試してみなければ確定的な事はわからない。さらに数年以上にわたる開発研究期間の間に他社から新薬が発売されたりして状況は変化して行く。企業ではこの様な不確定な状況でテーマの進捗を判断しなければならない。このように所謂大学での研究と企業の創薬研究開発では扱う技術は同じでも，目指すところやその位置づけが明らかに異なる。

　大学での研究は論文公表で完結する。しかし企業の創薬は承認発売され，患者さんの役に立って初めて完結する。

　このように企業の創薬においては，判断を迫られる時点では正解が不明で

あるばかりか，新薬として承認にたどり着くまでの多数のキーファクターに照らし自分が担当している今の研究，開発テーマの位置づけを明確にしながらテーマを進める必要がある．特に創薬はテーマが進行し後期研究，臨床研究と進むに従い，巨額投資を必要とする．

多くの若い研究開発担当者はこのような状況でいかに判断してゆくかという教育や訓練はほとんど受けていない．大学4年までの教育では，正解がわからない場合むしろそのような重要な事をすぐに判断すべきではなく，さらに十分な情報が必要であり，もっと詳細にデータを集めて判断すべきだと考えるのが正解として訓練されている場合が多い．さらに多くの研究開発担当者は自分の担当する研究に多大なコストがかかっているという意識は少ない．自分は研究者として入社したのだから研究をするのが当然であると考える場合が多い．

大学院の修士課程，博士過程で専門技術を習得した研究者の多くは，技術が創薬に役立つかどうかよりまずその技術を活用する事に意義を感ずる場合が多い．これら研究者の多くは自分の技術を活用することを優先する．世間の雑事には耳をふさぎ，延々と一つのテーマに固執しこれをやり続ける．あるいは自分の専門技術を活用しながら学会や業界のトピックスや話題の流行を追いつづけ，テーマを次々と変えて行く．気がついて振り返ってみたら，流行に翻弄されたテーマの屍が散乱し，二番煎じ，三番煎じのいくつかの論文が残ったという事になりかねない．研究開発担当者がテーマ選択の判断を迫られる時点で正解はなく，正解であったか誤った判断であったかは5年，10年後に振り返って初めて判断できるという状況もこれを加速する．

多くの企業の研究開発管理者はテーマの進行よりむしろテーマの断念や変更に多くのエネルギーを浪費する．研究開発担当者は都合が悪くなると専門という聖域に逃げ込んで扉を閉ざす．研究開発管理者は説得に疲れ，今社内で順調に進んでいる他のテーマに便乗してその推進に力を入れ，成功すれば昇進していくという道を発見する．極論すれば，創薬という観点からすれば創薬に必要な資質とは異なる，むしろ創薬には向かない基準で選抜を受けた多くの若者がいきなり不確定な状況で判断を強いられる研究開発の現場に晒され，さらに都合のわるいことにこれを管理するはずの研究開発管理者は，細分化されて行く個々の最新の技術や情報を理解しテーマ選択で研究開発担当者を説得する事に疲弊する．そして，多くの管理者はそのとき成功しそう

なテーマに便乗する道を選ぶ場合が多い，という不幸な状況とも言える。

　35年以上にわたる研究開発生活を振り返って強く感じるのは，前の項で述べた様に新薬の種の段階から新薬として承認を取り，発売して販売が軌道に乗るまで一貫してテーマを選任で担当推進する組織およびこれを担う人材（CTD：候補品チームディレクター）の育成が急務という事である。
　私はこれを実現するため，具体的にはその要点を以下のように考えている。新薬開発成功体験者（新薬開発を推進した人：OB）がテーマを選定するのが良い。10年以上におよぶ新薬開発のプロセス全体を経験した者は，プロセスや領域の問題点をよく知っていて，これを勘案してテーマを選定するからである。またOBは長期に渡る新薬開発の過程で，新しいテーマになりそうなアイデアに気付ながらも，目前の担当テーマを推進する事を優先し，やり残した宝物の様なテーマ候補のアイデアを持っている場合が多い。このアイデア1点に標的を絞って創薬をスタートする。これが1番成功確立が高いと思う。私はこの方法を「ピンポイント創薬」と呼んでいる。「ピンポイント創薬」に向けてOBのもとに数名の30～40歳前後のCTD候補を配属する。テーマ推進の中心はこの候補者の中から選定された1名のCTDである。OBはCTDの相談にのり，特に新薬開発の急所どころについては現実の業務の中で具体的に方向を示しこれをCTDと伴に解決していく。数人のCTD候補は出来る事ならそれまでの経歴が営業，安全性，製剤，薬理など分野が異なったほうが良い。それは日頃のミーティングで異なった視点から複眼的なものの見方を学ぶ貴重な訓練が自然になされるからである。
　以下の表3はあるベンチャー企業の研修会で使用した表である。「ピンポ

表3　開発コストの比較（ピンポイント創薬と従来の創薬）

開発ステージ	ピンポイント創薬	従来の創薬
探索	1億円	700億円
前臨床	5億円	100億円
P I	5億円	100億円
P IIa	20億円	200億円
合計	31億円	1,100億円

注）P IIb 300億円，P III 500億円は同じ。
注）グローバル新薬1品開発に要する総コストを1900億円と仮定

イント創薬」の目標は探索研究，前臨床研究，phase I，phase IIa まで失敗なく，試行錯誤を最小限に推進する事でその推進に要する直接コストは合計で31億円である。一方従来の創薬ではphase IIa までに必要とする総コストは1100億を必要とする。（ベンチャーの場合 phase IIb，phase III は製薬企業へ導出，共同開発を選ぶ場合が多い）これは1品のグローバル新薬誕生の陰でいかに多くの探索研究がなされ，多くのテーマがドロップしているかを示している。

　特に若いCTDにはなるべく早い時期に小さくても良いから成功を体験してもらう事である。これはとても大きな自信に繋がりその後のCTDの生き方を積極的スタンスに変える。「ピンポイント創薬」がむずかしい場合はいきなり新薬開発ではなく，製剤改良，適応追加，場合によっては健康食品の特保取得でも良い。これは新薬開発の全体の流れを早送りの映像で体験して実践に望むのに似ている。

　そして，実際の創薬活動の判断に正解はない事を徹底すべきである。具体的には成功テーマ，失敗テーマの実際の材料を教材にして，実際の新薬開発の道程で判断に迷った事例研究を行う。そこで，仮に自分がそのテーマのCTDであったならどのように決断するかの模擬的テーマ進捗会議を行う。その上で正解かどうかは不明であるが，事例研究として過去そのテーマで実際に行われた評価，決断を示し，その決断の妥当性に関して話し合う。その後の実際の経過を各メンバーで話し合い，討議する。正解かどうかはわからないがその時点での「最適解」を求める訓練である。

　私は2005年1月会社生活を終了した。35年以上の新薬開発経験の中から自分なりにこれを集大成し，新薬開発にとっての急所どころ，基本的スタンスについてまとめ，後進にそのノーハウを伝えたいと思った。どのような形でこれを実践し実現するか今その具体策を実現に向けて模索している。新薬開発費の高騰と新薬数の減少，さらに国外大手製薬企業の新薬が大半を占める現状にあってこれを少しでも改善したいと願っている。本書はその実践に向けてのいわばスタートラインである。

Ⅳ. 胆石溶解剤

1. 苦難の始まり

　昭和48年，胆石溶解剤CDCAのプロジェクトをスタートして1年も経たないうちにいくつかの問題点が出てきた。
　その問題点は，以下のようにまとめることができる。

1. CDCAの開発にはエーザイを含め数社が参入していた。この中で特に山之内製薬が先行して，開発に着手し臨床研究会を組織した。東京田辺はCDCAの類似化合物である熊の胆の主成分・ウルソデスオキシコール酸（UDCA）を長年発売していたが，このUDCAとCDCAは構造が近い事から，その実績と合成技術を背景に，CDCAの開発に乗り出した。さらに，日本化薬は独自にCDCAの合成法を確立して，日本のいくつかの研究機関へすでに原末を配布し始めたという。
　　エーザイは胆汁酸などのステロイド系化合物の合成経験はなく，加えて胆汁酸を分析する技術も未経験であった。
2. CDCAを飲むと，かなりの頻度で下痢や軟便の副作用が現れる。
3. 動物に長期間大量にCDCAを投与すると，肝臓障害が現れる。

　この様にスタートも遅れ，技術も経験がない状況で開発競争に打ち勝つことができるんだろうか。また臨床で下痢が出現したり，動物実験で肝障害が出たりするような化合物が本当に薬になるだろうか，と自問自答していた。
　しかしそのころエーザイでは，すでに英国のU社と原料入手の契約を結んでいた。U社は，CDCAの胆石溶解作用を最初に発表した研究グループに製剤を提供していた会社であった。U社からの情報では，ヨーロッパでは臨床開発研究がどんどん進んでいるという。

私はとにかく臨床で事故を起こしてはいけないという考えから，主に基礎研究を先行させることにした。U 社から原料を入手しその分析，規格研究に着手する一方，急性毒性や亜急性毒性試験を先行させた。加えて動物実験による胆石溶解効果の研究チームを立ち上げた。しかし当時は定まった動物モデルは確立されておらず，ハムスターという小さなネズミに似た動物で胆石ができるので，ハムスターで研究をスタートさせた。ラットに CDCA を投与したときの吸収，分布，代謝，排泄の基礎研究もスタートしていた。

昭和 49 年頃になると，日本化薬は CDCA の合成，特に精製にコストがかかること，また日本人では当初期待したほど胆石溶解効果は認められないとの事で開発を断念した，という情報が入ってきた。

一方，東京田辺と山之内製薬は手を組んで共同開発に踏み切り，すでに臨床の研究会を結成したという。UDCA で実績のある合成分野を東京田辺，臨床研究を主に山之内製薬が分担して，共同で急進開発するとの情報であった。

ちょうどその頃，さらにとんでもない情報がもたらされた。

古くから使われている，熊の胆のウルソデスオキシコール酸（UDCA）にどうも胆石溶解作用があるらしい，といううわさであった。しかも下痢などの副作用も少ないという。

2．UDCA が胆石を溶かすはずが無い

UDCA が胆石を溶かすはずがない。これがわれわれのプロジェクトでの結論であった。

その理由は以下の 2 点にまとめられる。

1. UDCA は日本で古くから，疝気（胆石発作）の薬として使用されてきた。最近では利胆剤として，胆石症患者に多く使用されている。もし UDCA に胆石を溶かす効果があるとすれば，必ずその効果が発見されているはずである。何十万，何百万人への使用経験があるはず，特に日本は X 線による胆嚢造影検査（胆嚢を映し，胆石や胆嚢ポリープなどを診断する検査）は世界で最も進んでいる。UDCA 投薬前後に多くの

胆嚢造影検査か行われて評価されている，日本では以前はビリルビン系の胆石が多かったが，ここ10年はコレステロール系胆石が約80％を占めている。

　以上の状況から，UDCAのコレステロール胆石溶解作用が見逃されているはずが無い。
2. もしUDCAに胆石溶解作用があるとすれば，なぜこれを発売している東京田辺は山之内製薬と組んでまで，CDCAの開発に乗り出すのか？

　そんなはずは無い，それはUDCAに胆石溶解効果がないことをつかんでいるからではないか。

　UDCAはクマの胆汁の主成分であり，CDCAは人の胆汁の主成分で，CDCAの方がより生理的である。さらにコレステロールを溶存する能力は試験管内の試験で，CDCAがUDCAに比べ約10倍強い。UDCAがコレステロールを溶かすとは考えられない。

以上がわれわれのプロジェクトの明快な結論であった。
その後15年以上たって判明したことであるが，当時の競合他社の状況は以下のようであったという。

山之内製薬および日本化薬は合成に着手したが，意外に精製の段階で手間取り，とてもコストに見合う価格で高純度のCDCAを生産するメドがつかない。

当時日本化薬は消化器系の薬剤はなく，たとえ販売までたどり着いても，エーザイ，山之内製薬，東京田辺などと競合して勝てる見通しがない，ということで断念したという。

一方山之内製薬はいくつかの消化器系薬剤を保有しており，何としても消化器系の薬剤の品揃えをしたいということから，東京田辺と共同研究開発に踏み切った。その背後には，消化器系領域に強い地盤を持つエーザイがすでにイギリスのU社と，原末の契約をして先行している。これを挽回するためには共同開発でスピードをあげるのが得策という判断があったという。

東京田辺のUDCAは東京田辺の大黒柱であり看板商品でもある，これを死守しなければ経営に重大な影響をもたらす。CDCAは胆石溶解効果が報告されたが，CDCAは人に存在する生理主要胆汁酸で，胆石に伴う上腹部

の痛みなどの自覚症状に有効である事はよく知られていた。この自覚症状の改善は，UDCA の主要適応のひとつである。特に消化器領域に強い地盤を持つエーザイが，CDCA の開発に成功したら，経営の柱である UDCA に重大な影響をもたらす。なんとしてもこれを阻止しなければならないという経営判断があったという。

　もし，この状況を第三者の立場で眺めることが出来たら，私を含め当事者間の競合や必死の努力はどのように映ったであろうか。

3．胆汁酸勉強会

　昭和 50 年頃になると，日本消化器病学会で CDCA による胆石溶解に関する研究が発表される機会が多くなった。先行他社がいくつかの研究機関に配布した製剤による研究発表であった。

　当時私は臨床研究に入る前に，動物実験を中心とするいくつかの研究をスタートさせていた。ここで 1 番問題になったのは，認められ統一された胆汁酸を測定する技術が確立していないことである。学会でも胆汁酸分析に関しては，研究が始まったばかりで，どの方法による胆汁酸分析方法が正しいのか一定の見解は得られていなかった。したがって，いくつかの研究施設から発表されるデータについてもばらつきが見られ，何としても胆汁酸測定方法を統一する必要があった。特にエーザイはこの分野は未経験で，動物実験においても，動物の胆汁酸測定が出来ない状況であった。

　私は上司 T 氏に相談した。このままでは他社との競合に負けてしまう。エーザイには胆汁酸を分析する設備や人材もないので，これを至急整備する必要がある。動物実験をしても臨床研究をしても，これを評価する胆汁酸の分析方法が無くては何も進まない。研究者を増やし，胆汁酸の分析方法を確立する研究会を作りたいという相談であった。

　エーザイにはほかにも重要なテーマが進行している。皆それぞれぎりぎりの人数で，推進している。今の状況で CDCA のプロジェクトの人数を増員することはできない。しかし，分析方法を確立することは必須と思われるので，これについては何らかの手を打つ必要がある。

　「学会では，いろんな研究者がたくさん類似したテーマで報告をしている

ように思うかもしれないが，その中で本当にそのテーマを必死で研究している専門家というのは少ない。そんなことを考慮して，本当にがんばっていると思われる若手，といっても10歳ぐらい伊藤君より年上の先生がいいと思うけど，5〜6名の情報交換のグループをつくったら」と上司の助言をいただいた。

　当時スウェーデンのカロリンスカ研究所（ノーベル賞を審査する機関としても知られている）で胆汁酸の研究を続けてきた，北海道大学のM先生がいた。臨床医であり胆汁酸分析の日本における若手第一人者である。私はM先生に相談し，数名の研究者からなる胆汁酸の勉強会を企画した。メンバーは奈良医科大学のT講師，アメリカから帰国したばかりの東京大学のO講師。広島大学K講師，宮崎大学S助教授であった。

　胆汁酸勉強会はメンバーがいずれも30歳から40歳代と若いこともあり，フランクでしかも有意義な会議であった。勉強会は，金曜日の夕方に集まり，夕食後全員が酒を飲みながら自分が研究してきたデータ（公表前のデータも含む）あるいは研究で悩んでいることなどどんなことでもざっくばらんに話し合う極めて気楽な会としてスタートした。スライドプロジェクターを準備して，壁にシーツを張りスクリーンとした。順次自分のデータを発表した。相談する時間は無制限で，お酒を飲みながら議論は延々と続いた。議論が白熱したときなどには，険悪な状況になりそうなこともしばしばであった。ただ皆の共通認識として，今はバラバラに行われている胆汁酸分析方法をまず統一させようという点で一致した。同一の胆汁サンプルを，この胆汁酸研究会のメンバーで各自測定し，その結果を持ち寄って問題点を明らかにし，互いの実験条件を統一して行こうというものであった。2回目の勉強会で夜中の1時過ぎ，全員が外に出た。旅館の離れで夜を徹しての勉強会の合間に空を見上げると満天の星であった。降るような星を眺めながら，日本から世界をリードできる胆汁酸研究を進めようと，みんな意気盛んであった。

　このような勉強会を何回か続けるうち，勉強会メンバーと私は親しくなることができた。世界の胆汁酸の動向，競合している他社の胆汁酸臨床研究の進行状況情報など，多くの情報を入手することができるようになった。驚いたことに，自分たちが勉強会で決めた胆汁酸分析方法は学会で何回か発表されるに従い，学会としての統一された胆汁酸の分析方法として確立されていった。

当時，胆汁酸研究は薄層クロマトグラフィーが主流で，胆汁酸全体を測定できても，CDCAを正確に分離・測定する事は出来なかった。当時，開発されたガスクロマトグラフィーや液体クロマトグラフィーなどの機器分析が必要であった。エーザイでも胆石溶解の開発や胆汁酸研究の発足をきっかけに，機器分析室が設立され充実していったと記憶している。

4. 内憂外患

昭和50年頃になると，社内では胆石溶解プロジェクトへの批判が高まっていた。

すでに山之内と東京田辺は臨床研究をスタートしているというではないか，それに対しエーザイは何をやっているんだ。

大量投与すると下痢をする，また動物実験では大量投与で肝障害が出るというではないか。胆石のような硬い物を溶かすのだから，骨も溶かすかもしれない。CDCAは胆石を溶かすとはいってもそれはコレステロール系胆石である。日本人のほとんどはビリルビン系の胆石であり，日本人には効果はないのではないか。

うわさだが，昔から使われている熊の胆でも胆石が解けるらしい。伊藤のプロジェクトは一体何をやっているのか，とひそひそ話が聞こえてくるようであった。内憂である。

そんなころ東京田辺製薬と山之内製薬の連合軍が，いよいよ二重盲検試験をスタートする研究会を立ち上げたという情報が入ってきた。二重盲検試験とは，薬を飲む患者さんも，薬を渡すお医者さんも，その薬が実薬か比較する薬剤（偽薬）か解らないように，例えば錠剤の大きさ，味，色などを同一にして臨床評価を行う臨床試験である。どの患者さんにどちらの薬が渡ったかは分からない状態で，効果判定をすべて終了し，効果判定を決定した後に，各患者さんがどちらの薬剤を飲んでいたかを後から知る方法である。この試験でよい結果が出るか否かで新薬としての臨床評価がきまる。研究開発にとっての最大の難関である。

1日あたりCDCAとして150 mg群と600 mg群の二群間比較で，投与期間は半年，試験期間は1年のスケジュールで進行するという。これに対しエ

ーザイの進行状況は動物実験をやっと終了し，胆汁酸勉強会メンバーの研究施設で，低用量から胆汁酸組成の変化を中心に臨床研究を始めたばかりの状況であった。またハムスターという実験動物を用いての胆石の発生予防効果，および胆石の治療効果の研究を東京大学および京都大学の研究者に依頼し，スタートしたばかりであった。外患である。

　私には，東京田辺と山之内製薬の連合軍に打ち勝つ見通しなど全くない。

　エーザイでは，すでに動物実験，規格，安定性，製剤研究などに5億円以上の投資を行っていた。

　眠れない日が続いていた。どうしたらCDCAの安全域を大きく出来るか？

　胆石を溶かすにしても下痢や軟便の副作用が出ない用量まで減らせないか？

　動物実験の長期投与で，肝臓障害が出る。人に生理的にもともと存在するはずのCDCAが人で肝臓障害を起こすとは考えにくい。

　私は考え続けていた。

　当時，風邪で寝込んだことを契機に，食欲が無くなり，食後や特に空腹時に，すっぱいものがあがってきた。

　65kあった体重が，55kほどに減っていた。

　私は大学の頃から，タバコをすっていた。この頃になると1日に40本，60本と本数を増していた。わたしは食欲をとりもどすためにもタバコを止める必要に迫られこれを止めた。

5．念ずれば通ず

　CDCAという化合物はすでに決まっている，いまさら化合物を変えることは出来ない。数億円の投資と数年の歳月を投資してしまっている。したがってCDCAの安全性を高めるためには，いかに少ない用量で，胆石溶解効果を出すかである。最初の報告では1日投与量が少なくとも750mg必要であるというものであった。欧米人の体重が75k，日本人の体重が55k平均と仮定して，日本人でおよそ600mg1日に必要という計算になる。胆石溶

解効果を保持したまま1日量を減らすことが出来ないものか？

　臨床でコレステロール系胆石を溶かすのに必要な投与量を決めるにあたって，当時の公表論文からは以下のことがわかっていた。欧米の胆石患者にCDCAを1日250 mg，750 mg，1.5 g投与した。その結果，コレステロールを十分に溶解する胆汁組成が得られるためには，750 mg以上必要であるとするものであった。しかも日本人と欧米人では食生活が違う。欧米人の方は肉食が主流でコレステロールを多く取っている。日本人で，はたして1日に600 mgのCDCAが本当に必要であろうか。

　私は，北海道大学のM先生にコレステロール系の胆石を溶解するのに，日本人における，必要最低のCDCAの1日用量の検討を依頼した。

　この頃になると，CDCAを動物に投与したときの肝障害の発生メカニズムが明らかになってきた。CDCAは人の腸内細菌で分解されて，リトコール酸という胆汁酸になる。この胆汁酸が肝臓に強い毒性を示すということが判ってきた。このリトコール酸は，正常な人の胆汁中にも微量存在する。

　したがって，胆汁組成を調べ，コレステロールは十分に溶存するが，リトコール酸が増加しないCDCA用量を定めれば，肝障害の危険が無く，コレステロール胆石を溶解することが出来る。したがってこの研究はCDCAの臨床開発を推進するに当たって，生命線ともいうべき重要な意味を持っていた。

　M先生からの研究結果は以下の内容であった。

　胆石患者にCDCAを1日150 mgから300 mg，450 mg，600 mgから750 mgの3群に分け，1カ月以上（1日3回）経口投与した胆汁の分析結果から，胆汁組成が改善されコレステロールが溶存できる胆汁になるためには1日450 mg必要であるが，胆汁組成の検討結果から，1日600〜750 mgの投与群では胆汁中リトコール酸の相対濃度が上昇するので，日本人におけるCDCAの1日投与は450 mg前後が適切である，という貴重な結果であった。

　しかし，人には個人差があり，さらに少ない用量で安定した効果を発現させる方法はないものだろうかと毎日考え続けていた。

　当時，1日のうち薬を内服する時間については，特殊なホルモンを除きほとんどの場合，毎食後1日3回というのが習慣的に行われていた定番であった。

　本当に1日3回必要なのだろうか，1日1回ではだめなのだろうか，そん

なことを考え続けていた。東京から関西へ向かう新幹線の中であった。その時私は週刊誌を読んでいた。

　夜と昼では肝臓でのコレステロールの合成量が違うという趣旨の記事であった。早速帰って文献を調べてみると，コレステロールを合成する律速酵素（HMGCOAリダクターゼ）には日内リズムがあり，コレステロールの合成は夜盛んに行われる，という内容であった。肝臓で合成されたコレステロールは胆汁中に分泌される。CDCAにはこの合成酵素の活性を抑制する作用が知られており，一方では胆汁組成を変えてコレステロールを溶存できる胆汁に変えるという2つの作用がある。ということはコレステロールが多く合成され，胆汁中に分泌される夜を狙ってCDCAを投与すれば，より少ない用量で胆石を溶かすことができるのではないかと考えた。

　私は胆汁を24時間経時的に測定することはできないものかと考え続けていた。また，私はCDCAのプロジェクトを立ち上げて以来，胆汁酸の研究をするため人の胆汁を採取する必要から，自分でゾンデという管を飲んで，胆汁をとることには慣れていた。私は自宅でまず自分でゾンデを飲み込み，胆汁分泌を促す硫酸マグネシウムを服用して，経時的に胆汁を取ろうとした。しかし失敗に終わった。

　理由は，長時間絶食状態が続くと胃や腸の運動が盛んになりゾンデが移動し，ゾンデの先を十二指腸の一定の位置に固定して安定して胆汁をとることは不可能であったためである。しかし，なんとか胆汁を経時的に取る方法はないものか，確か外科手術で胆石を取った後，一定期間，胆汁を体外に排泄させるため管をつけて胆汁を体外に誘導している。

　私は以前ハムスターで胆石溶解実験を依頼したことがある，京都大学の外科の研究者T先生に相談してみることにした。T先生の回答は明快であった。「胆石の外科手術をした後，多くの場合，胆管ドレナージといって，胆汁を細い管を使って体の外に出し，捨てます。ちょうどそういう患者さんが，今数名入院されています。患者さんにお話しをして，了解が得られれば，CDCAを飲む前と飲んだ後の胆汁を入手することはいとも簡単です。胆汁中の胆汁酸やコレステロールを測定するのにどれくらいの胆汁の量が必要ですか？」予想は的中した。

　T先生の研究結果は，以下のようなものであった。コレステロール胆石

患者の胆汁組成を経時的に調べた。夕刻から翌朝にかけて，胆汁中コレステロール濃度は上昇し，コレステロール過飽和の胆汁となる。この同一症例において，CDCA を就寝前に 1 回経口投与（300 mg）と毎食後 100 mg を 1 日 3 回投与（1 日量として 300 mg）で比較した場合，1 日 1 回投与では胆汁組成はよく改善されコレステロール溶存胆汁となるが，1 日 3 回投与では改善が不十分であった。CDCA の投与方法としては，就寝前 1 回投与，または CDCA の効果は 7〜10 時間であるので，翌朝の胆汁組成改善のためには朝，夕食後 1 日 2 回投与がより合理的な方法である。というものであった。

以上の基礎研究の結果をベースにして，いよいよ我々の CDCA のプロジェクトにおいても 2 重盲検試験をスタートすることとなった。

我々はプラセボのコントロールと 1 日 400 mg（朝，夕食後各 200 mg）の二群間比較の二重盲検試験をスタートした。それは昭和 51 年秋のことであった。

山之内製薬，東京田辺製薬の共同プロジェクトが試験をスタートして，すでに半年以上経過していた。

6．援助

昭和 51 年の春，私は北海道大学の M 先生を訪問していた。CDCA の用量を決めるための生命線ともいうべき重要な研究データをいただいたお礼と，今後の研究打ち合わせのためであった。「本当に貴重なデータを短期間のうちにありがとうございましたと」形通りのあいさつをして，ふと顔を見ると，前髪が少なくて眉毛がなくなって，よく見ると，眉毛は少しこげた跡がある。

「いったいどうされたのですか，眉毛がこげています。」

「いや何でもないです，少しボヤを出したものですから」という返事であった。

数年の後に，判明したことであるが，それは私が依頼した研究のために，連日，夜遅くまで仕事を続け小さなボヤを起こし，あわてて火を消したためということであった。私がお願いした研究のためにご迷惑をかけたのに，それについては何も言われなかった。こんなにも応援をいただいている，仲間のような先生がいてくださる。とてもうれしかった。私にとっては CDCA

の開発において心に残る出来事であった。

　昭和52年の6月であったと思う。山之内製薬・東京田辺製薬の共同臨床研究グループの二重盲検試験のキーオープンの日が近づいていた。もしこの臨床試験の成績が満足のいく結果であれば，山之内・東京田辺製薬の共同研究グループが先行して，CDCAの製造承認許可申請を行う。もしこの申請が厚生省で受理された場合，成分が全く同一のCDCAの臨床開発を推進している我々のグループは後発品扱いとなって，完全に開発競争から脱落し，敗れたことになる。私はともかく，一緒に研究してくれた多くの研究所の人々，今まだ必死で臨床研究を推進してくれている多くの開発の仲間，さらに協力いただいている日本全国の臨床医の先生，何より参画いただいている患者さんに申し訳ない。さらに，すでに我々のプロジェクトに消費した経費は，人件費を省いた直接費で10億円を超えていた。私は絶体絶命の立場であった。

　山之内・東京田辺製薬の共同研究グループが，土曜日に二重盲検試験開票の研究会を開いた。お昼すこし過ぎには結果が判明するはず。それは，東京都内の有名ホテルで行われていた。いったいどんな結果が出たのだろうか，私は生きた心地がしなかった。もし良い成績だったら，万事休す。

　私にとって，自分の運命が自分と関係ない所の結果で決まるという事に，言いようの無い憤りに近い無念さを感じていた。

　翌週月曜日の朝，二重盲検試験の結果のうわさが伝わってきた。

　山之内・東京田辺の共同研究グループの試験結果は成功ではなかった。むしろ失敗であった。低用量の1日150 mgと高用量の600 mgでは，胆石溶解効果に有意な差はなく，下痢や肝機能異常の副作用は高用量の1日600 mgで有意に高率に出現していた。これは，1日600 mgの用量が多すぎて不適切という結果だ。

　私は，日本人には1日600 mgはオーバードーズだと判断して，基礎試験を先行して，日本人に適した用法・用量を検討する進め方が誤りではなかったと思った。改めて社内の研究者はもとより，後塵を拝しているわがグループに協力いただいていた共同研究グループの先生方やパラメディカルの方々，患者さんに感謝したい気持ちがこみ上げてきた。

　私は一人ではない，皆さんに助けられながら仕事を進めていると実感した。

7．申請

　昭和53年の春，私は二重盲検試験の開票の日を迎えていた。

　昭和51年9月から昭和52年12月までの期間に，日本全国40施設で胆嚢造影検査において，コレステロール系の胆石と診断された患者を対象に試験を行った。

　投与方法はCDCAを1日に400 mg投与群（朝・夕食後2回）とプラセボ投与群との二重盲検比較試験で，約6カ月間の投与を原則とした試験であった。

　開票結果は素晴らしい成績であった。胆石の消失はCDCA群で63例中9例，プラセボ群67例中0であった。胆石が明らかに減少または縮小したのは，CDCA群で8例，プラセボ群で5例であった。CDCAは統計上有意にプラセボに比べ優れる結果であった。胆石に伴う自覚症状に関してもCDCAは優れた成績であった。腹痛の持続，程度，頻度，便秘，食欲，に対して自覚症状が有意に改善した。

　副作用はCDCAに一過性の下痢または軟便が多く認められた以外両者に差は無かった。

　予想通り，CDCAの1日400 mg投与でコレステロール系胆石の溶解効果が認められるが，心配した肝障害の副作用はないという素晴らしい結果であった。

　私は研究会が終わると，すぐに胆汁酸勉強会のメンバーの先生方をはじめ，中心的に協力をしていただいた各病院の先生方や薬理作用や安全性，製剤，などの基礎研究を担当した研究所の人たち，臨床のモニタリングを担当してくれた多くの仲間に，矢次早に電話連絡をした。私の声は1オクターブ上がっていたに違いない。

　そのころになると，動物実験でCDCAが肝障害を引き起こすメカニズムの詳細が分かってきた。CDCAを動物に長期間投与した際，各種動物に共通して，肝毒性が認められるが，CDCAの毒性発現には著しい動物の種差が認められる。この肝毒性は腸内細菌でCDCAが代謝されたリトコール酸によると考えられている。事実アカゲザルで単独投与により，明らかに肝毒性を示すCDCAの40 mg/kgに，リンコマイシン（抗生物質）を併用し腸

内細菌によるリトコール酸の生成を抑制すると，肝毒性が発現しない。またCDCA 投与時のラット，ウサギ，アカゲザルでの肝毒性の発現は，胆汁中のリトコール酸相対濃度の上昇によく対応する事が証明されてきた。

　このリトコール酸は硫酸抱合を受けると水溶性が増し，尿中排泄が増加することに加え，肝毒性も低下する。さらにこの硫酸抱合能には種差があり，人ではこの硫酸抱合能が発達しているが，硫酸抱合能が未発達なハムスターやウサギでは，低用量の CDCA の投与で胆汁中のリトコール酸の相対濃度は上昇し，肝毒性が現れる。したがって，リトコール酸の硫酸抱合能が未発達な動物の毒性試験の結果をそのまま人にあてはめることはできないというのが結論であった。

　結局以下に示す要旨で申請資料を作成した。

1. 胆汁酸組成が改善しコレステロール不飽和胆汁になる最小にして十分な量は CDCA として 1 日 400 mg
2. 胆汁中リトコール酸濃度が上昇しない用量は CDCA として 1 日 450 mg 以下
3. コレステロール胆石患者で不足した CDCA を補う量は約 400 mg
4. 胆汁組成の日内リズムの検索より，夕刻から翌朝にかけてのコレステロール過飽和胆汁をより合理的に防止する投与方法は 1 日朝夕食後 2 回投与

　以上一連の動物実験，臨床薬理試験，一般臨床試験，二重盲検試験で CDCA を 1 日 400 mg 投与（1 日朝夕食後 2 回に分けて内服）はコレステロール系胆石溶解剤として有効かつ安全であることが確認された。

　その後の CDCA の経過は以下のとおりである。
　CDCA を先行して開発していた東京田辺・山之内グループは，試験の開票後速やかに厚生省に申請をした。しかし「CDCA の用法用量を再検討すること」という主旨の指示が付加され差し戻された。その後，遅れてエーザイから申請された CDCA の審査過程で，UDCA にもコレステロール系胆石を溶解する作用が確認されたことから，「CDCA と UDCA の有用性を比較すること」という指示が出された。

その後の検討で，UDCA にもコレステロール系胆石を溶解する作用があるが，その作用は CDCA に比べて弱く，CDCA の方が短期間でより高率にコレステロール胆石を溶解するという臨床試験の結果をさらに追加した。

　結局 CDCA はエーザイ，東京田辺，山之内 3 社に同時に製造承認許可が下りた。用法用量は「1 日 2 から 3 回，1 日用量として通常 300 mg～400 mg，ただし症状により 1 日 600 mg まで増量することが出来る」というものであった。

　その後，CDCA や UDCA による胆石溶解療法での胆石の完全溶解率は期待されたほど高くないこと，また再発する場合があることも確認された。胆石を衝撃波で砕く方法，開腹施術をしない新しい手術方法などの発達もあり，CDCA は数年前に終売となった。

　CDCA の開発は成功したのかもしれない，しかし社会的な意味，事業としては成功であったとは評価できないかもしれない。しかし CDCA の臨床開発研究に携わったことにより，私は多くの試練と新薬開発のノウハウを勉強する事が出来た。

V. セルベックス

1. 胃潰瘍の歴史

　図7は，今から約4000年前のメソポタミヤ文明の古代遺跡から出土した悪霊の像パズーズである。パズーズが私たちの体のなかに飛び込んできて，くらいついて腹痛などの病気を起こす。そのように理解されていた。いかにも悪そうな顔と，飛びこむための羽，くらいつくための牙まである。当時悪霊に取り付かれるのはその人が何か悪いことを考えているか，過去に悪事をしたか，あるいは，前世の報いであるという因果関係を説明するための，複雑な魔神学が流行していた。これは現代で言えば，病気の発生メカニズムを説明する病因論にあたる。当然治療としてはその原因をとり省くか，回避する方策，即ち信心深く神を敬い祈禱などで神に許しを乞うといったことが主に行われていた。現代で言えば祈禱や神に対する謝罪が，当時の確立された治療法であった。キリスト教が人々の考えを支配する時代が長く続いた。当時は，新しい考えに基づく実証的な治療法が一過性にかつ局地的に行われたとしても，広く長期間にわたり普及するにはいたらなかった。キリスト教の教義の範囲内での思考にとどまっていた。

　潰瘍に関連する治療法は，18世紀ごろになるといろいろの事が試みられるようになる。図8は18世紀の田舎の蛭取りを描いている。

　当時の王侯貴族は1日に何回も食事をした。しかも美食をする。食べ過ぎ，または珍しいものを食べておなかが痛くなる。これをどのように治療したかというと，蛭に血を吸わせて，痛みをとるという治療が行われていた。パリの田舎で蛭取りをしていたのは，王侯貴族の腹痛の治療に用いるためであった。この取った蛭を売って生活の足しにしていた。

　図9はルーヴル博物館に保存されている王侯貴族がヒルを蓄えた蛭壺である。蛭による鎮痛療法はクルベベイヤーによって提唱され，ヨーロッパ全土

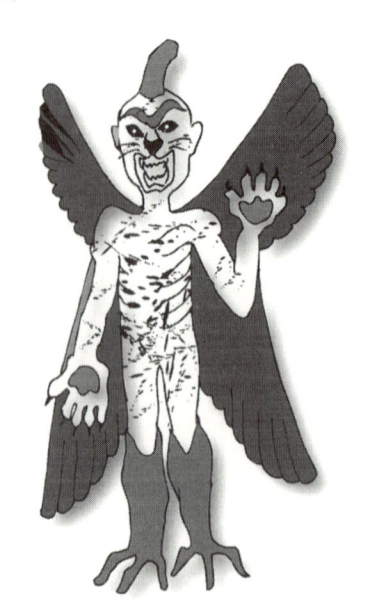

図7　パズーズの像

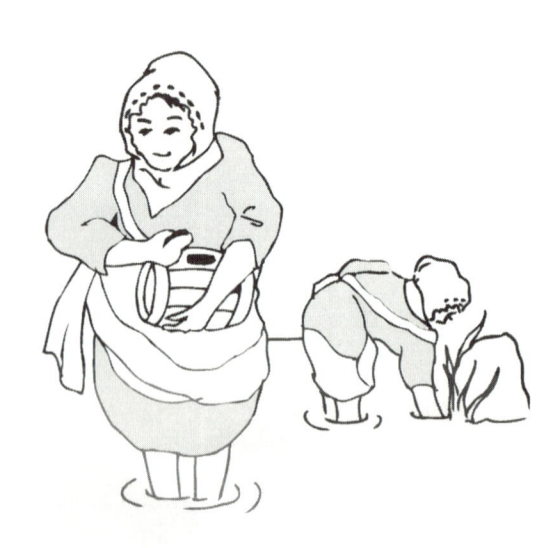

図8　蛭取りの図

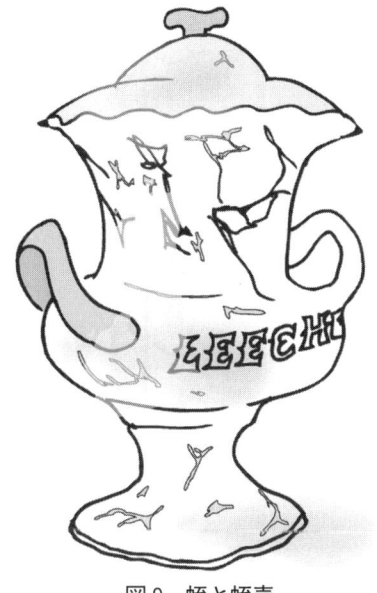

図9 蛭と蛭壺

に広まった。しかし長く続く治療法としては定着しなかった。
　今から考えると，潰瘍の治療としては想像もつかない療法で，非科学的とする考えもあるが，日本の製薬会社が蛭の唾液から「ヒルリジン」という鎮痛物質を発見しているので，潰瘍に伴う痛みを取る一定の効果があったと考えられる。むしろ現代医療の基本になっている実証科学の萌芽，と解釈することも可能である。

　潰瘍は胃袋に傷がついた病気であるが，その成因について18世紀ころに興味深い成因論が当時の権威といわれる人たちによって提唱された。
　当時ヨーロッパの貴族の女性たちは，美しく見せるため，ウエストを細くしようとして強烈にコルセットを締めていた。男性もナイトとしてスマートにスタイルを保つため，ベルトを強く締めてスマートに見せようというスタイルが一世を風靡していた。潰瘍の成因に関して，いろいろな学説がある中でこのファッションに着目して，潰瘍の発生メカニズムをこのファッション

に求めた学説がある。コルセットやベルトで強烈にウエストが締め付けられたことによる影響を検討し、そのひずみが潰瘍の原因のひとつになるというものであった。ただしその影響の大小は各人の胃の形によるという。この時代の権威というべき学者によって、このような説が堂々と唱えられていた。

　このようにいろいろな学説や治療方法が、その時代背景と密接に関連しながら、その都度唱えられてきた。しかも今から考えると、とてもまともな治療法と思えないようなことであっても、当時は大まじめにその治療方法が当時のもっとも権威ある人によって唱えられ実際に行われた。そして最も権威のある治療法として当時の人たちに認識されていた。

　私がエーザイに入社（昭和 45 年）した頃から約 30 年の間は、胃潰瘍、胃炎、胃癌など胃病変の発生メカニズムの考え方が激変していった時期に相当する。これは胃潰瘍などの胃病変に限った事でなく、生活習慣病、肝臓病、感染症、栄養学など多くの領域も、この 30 年の間に病因、病態の認識が変わり、さらに社会環境が激変する中でこれに対応して治療方法が激変していった時代であった。胃病変の発生メカニズムの変遷および治療法の変化はその象徴的な出来事であったと思う。

　当時胃炎、胃潰瘍、胃癌の関係は一般に以下のように認識されていた。胃炎は何らかの原因で、胃に炎症が起きた病態である。多くは放置しても治癒するが、なんらかの刺激でまた胃炎になってこれを繰り返す。これを繰り返すうち、傷は深くなって、やがて潰瘍になる。潰瘍も自然治癒する。しかしまた何らかの刺激によって潰瘍が再発し、これを繰り返す。潰瘍が治癒と再発を繰り返していく過程で、細胞が増殖して治癒を促進する。そのそのとき遺伝子の刷り違えが起きる場合がある。多くの場合この刷り間違えられた遺伝子は修復される。しかし修復されなかった遺伝子を持った細胞が生き残ることがあり、前癌病変となる。この前癌病変の細胞が増殖して癌化する。だから潰瘍再発は 5〜6 回までは問題ないが、それ以上の再発は胃癌になる可能性が高くなるので、手術して胃袋を取ってしまうのが望ましいという考えである。

　また数回潰瘍再発を起こす人の多くは、腹痛などの自覚症状が激しく、この自覚症状や出血から患者さんを解放するために、胃を切除する場合も少なくなかった。この様な胃炎、胃潰瘍、胃癌への流れが治療法の根底に流れて

いた。

　1975年ころになると、内視鏡が発達した。胃袋に内視鏡の管を挿入して、比較的簡単にしかも高頻度に胃の検査が可能になった。1人の人の胃病変を5年、10年、15年と長期観察することが可能になった。

　胃炎の人を10年以上毎年観察しても、ほとんどの場合胃炎として経過する。潰瘍の人も10年、15年と長期観察しても、潰瘍のまま治癒と再発を繰り返しながら経過する。胃癌の場合は、小さな微小癌の段階から癌として出現する。長期に観察して、胃炎や胃潰瘍から癌になった例はほとんどない。癌は、小さくても初めから癌として出現する。このような事が解ってきた。たった30年の間に胃炎、胃潰瘍、胃癌の相互の病態の位置付けがまったく変わった。

　以上のように現在もっとも権威ある学説や治療法も、技術の進歩や偶然の発見により新しい事実が発見されると、それまで不動に思えたガイドラインとも言うべき治療も一変してしまう。逆に考えれば、今の最新の治療法や学説も例外で無く、決して永続するとは限らない、やがて否定されて新しい治療法や学説にとって変わるということを常に念頭におく必要がある。文献や学会での研究発表もこれを鵜呑みにしてはいけない。自分の頭で考え、現場にいって体感できる事実、これを土台にして、自分で再構築して納得できるまで咀嚼しなければいけない。私は文献や学説は、自分が仕事を進めるうえで参考と位置付けるべきだと考えている。

2. セルベックスの開発着手

　昭和47年ころ胃潰瘍周辺の疾患（胃炎、胃潰瘍、十二指腸潰瘍など）は、消化性潰瘍というコンセプトで理解されていた。食べ物を消化するはずの胃液（塩酸、ペプシン）が、自分自身の粘膜を消化してしまう病態として理解されるようになった。消化性潰瘍は潰瘍が発生する部位によって胃潰瘍、十二指腸潰瘍と分け、胃・十二指腸炎は粘膜の消化の程度が軽い病態として、これらの疾患群を消化性潰瘍と呼ぶようになっていた。すなわち、胃の粘膜を攻撃する攻撃因子と、この粘膜を防御する防御因子のバランスによって、

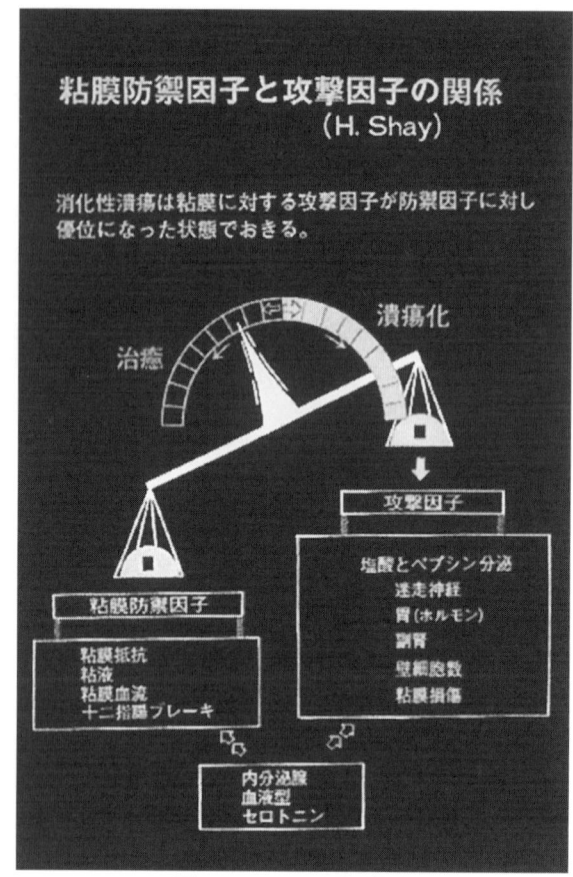

図10　shay の天秤学説

潰瘍の発生を説明する考え方である。攻撃因子としては，塩酸およびペプシン，防御因子としては，胃粘膜自身の抵抗性，そして粘膜を覆っている粘液また粘膜の代謝を支えている血流である。攻撃因子と防御因子のバランスが重要であり，攻撃因子が防御因子に勝った状態が潰瘍の状態。防御因子が攻撃因子を凌駕した場合には治癒の状態と理解する考え方である。したがって，当時の潰瘍治療剤は攻撃因子である塩酸や，ペプシンを抑制する薬剤が胃潰瘍などの消化性潰瘍治療剤の中心的治療薬であった。

昭和49年頃，私は川崎にある日本鋼管病院S院長を1ヶ月に一度訪問していた。私の父の診察をしていただいた先生である。

　私はS院長が診察されるかたわら，診療助手として，先生のわきでお手伝いをさせていただき，直接患者さんとのやり取りを聞き，創薬のヒントになる項目を簡単なメモにしたり，データを書き写したりした。また時に，器具を手渡したりして手伝った。この体験は，私にとって多くの事を学ぶ絶好の機会であった。患者さんとの会話，患者さんへの指示，患者さんが何を望んでいるのか，ということなど臨床現場で直接に勉強させていただくことができた。たとえば患者さんは，とにかく早く自覚症状を取ることをまず望んでいる。一方医師は自覚症状の原因を確かめて，原因を治療しようとしている。医師は塩酸やペプシンを強力に抑えることに漠然とした不安を抱いている。潰瘍はいったん治癒しても，多くの場合再発する。患者も医師も再発しにくい治療法，あるいは再発予防になる治療法を強く望んでいる。さらに胃潰瘍や十二指腸潰瘍に比べて，10倍以上の非常に多くの人たちが胃炎，十二指腸炎として診断されるが，これは生命に直結するような病気でないので，本格的な治療薬は無く放置されたままの状態である。また，消炎鎮痛剤，抗生物質，制癌剤，風邪薬，糖尿病薬など多種多様の薬剤により胃炎が発生する。しかも，これらの薬剤性胃炎に対する薬剤はほとんど開発されていないことが理解できた。

　また診療が終わると，S院長から，文献にこのような新しい作用の薬が研究されているよ，学会で今このような治療法が話題になっているよ，などご指導，ご助言をいただいていた。

　そんなある日S院長は「胃潰瘍や胃炎の患者さんは正常人に比べて胃酸が少ないです」とおっしゃった。

　私は驚いた。当時胃潰瘍の薬剤は，攻撃因子である塩酸やペプシンを抑制する薬が主流であった。しかもより強くより長くこれを抑制する方向に研究は進んでいた。

　「それはちょっとおかしいのではないですか」とかなり激しい口調で質問した記憶がある。もともと胃酸が少ないのに，それをさらに抑えるというのはおかしな話である。「もしそうであれば，胃潰瘍の原因は胃粘膜の防御因子が低下しているのだから，防御因子を強化する薬を作らないと，合理的ではないのではないか」ということを申し上げた。

2. セルベックスの開発着手

　S院長は「それは君の言うとおりかもしれない。おそらくそうであろう。本当に君がそのように考えるのなら，君がそういう作用の薬を目標にして，防御因子を強化する潰瘍治療剤を調査して，検討してみてはどうか。今は胃酸やペプシンを抑制する薬剤が主流で，この治療法に慣れているから潰瘍に攻撃因子抑制薬を使用するのに，違和感を持つ医師は少ないが，君の指摘は消化性潰瘍の基本的な考えと，治療法の矛盾を突いている。基本事項の矛盾は大きな発展の前提である場合が多い。やってごらん」また，以下の事もご指導いただいた。「日常の臨床治療は理論どおり行える事のほうが少ない，患者さんの自覚症状など訴えを聞きながら，これにまず対処する事が多い。確かに理論や理屈は大事だけれど，むしろ治療法の理論や学問体系は，よく効く薬が出てその後から，よく効く理由を説明するために，逆に理論や学問が発達し，これが体系としてまとめられる場合が多い。先に理論があって，その延長線上から薬や医療が発達するということはむしろ少ない，あるとしてもそれは改良品がほとんどで，画期的な発見，発明はむしろ理論の延長上に無いから，画期的な発見，発明につながるのだ。現在の治療法や理論，学問体系は，君が新しい薬を作るために考え方を整理し，論理的に仕事を進めるための道具として位置付けたほうがよい」と諭すように教えていただいた。

　この指導は，私のその後の研究開発の進め方に重大な影響をもたらした。

　それ以来，「胃潰瘍や胃炎は胃酸が強いわけではない，むしろ胃粘膜の防御能が低下した病態なのだ。塩酸やペプシンに作用しないで，胃粘膜の防御能を促進し，傷ついた胃粘膜の修復を促す作用を持つ胃潰瘍の薬剤はできないものであろうか」と考えるようになっていた。

　毎日のようにそんな事を考え続けていた。何回考え直しても最も単純で基本的なことであるだけに，やはり間違いではないという確信を持つようになった。そのうち「必ずいつか防御因子を強化する視点からの新薬を出そう。本来塩酸やペプシンは生体にとって必要なもの，外から来た雑菌を一括して殺菌するために重要だし，ペプシンは食物蛋白質や外来抗原となる蛋白質を処理するのに，生理的に必要な因子ではないか。本来必要なものを必要以上に抑制することなく，治療すべきである」と思うようになっていた。文献調査，特許を調べてみても防御因子強化という視点からの胃潰瘍の薬の研究は少なかった。この領域の研究はほとんどが胃酸，ペプシンを抑制する薬剤の研究が主流であった。また，ゲファルネート，グルミンなどの抗潰瘍剤が市

販されていたが，作用はマイルドで，臨床現場からの要望に応える効力，臨床データが十分といえる状況ではなかった．

　昭和50年頃，当時のエーザイではビタミンE，ビタミンK，ビタミンA，コエンザイムQ10などのテルペン系の薬剤をいくつか世に送り出していた．そんなこともあって「これらの薬剤の研究途上，合成過程で得られる多くのテルペン化合物や誘導体の中に有用な作用を持つ化合物を見つけ，これをリード化合物として新薬開発に結び付けられないか，これらの技術，化合物，それに付随する多くの情報，これはエーザイの財産である．この財産を活用すべきである」という空気が流れていた．
　すでに市販されているゲファルネートがテルペン化合物である事，また特許調査により三共株式会社がタイの薬草から発見した抗潰瘍作用のあるテルペン系物質を研究していることなどを例に出して，これらのテルペン系化合物の中から，攻撃因子である胃酸，ペプシンに作用せずに抗潰瘍作用を示す薬剤を目的に，スクリーニングして防御因子を強化する薬剤の研究開発を推進するプロジェクトを立ち上げるよう提案した．
　その頃になると，私が推進してきたCDCAのプロジェクトが比較的順調に推移したこともあり，私は上層部にある程度の信頼を得ていた．
　「胃潰瘍，胃炎は胃酸やペプシンが正常人に比べ高くない事，本来胃酸，ペプシンは生理的に重要な役割を果たしており，これを必要以上に抑えるべきではない」事を強調した．提案したプロジェクトは難なく了承された．

　昭和49年10月から51年1月の間に，数百種類以上の化合物の合成研究を行い，この中からイソプレノイド系の化合物に抗潰瘍作用があることを見いだした．イソプレノイドの長さ，官能基，分子内二重結合の有無などの構造活性相関に関する一連の研究を行った．その結果イソプレン単位として3～4個，または8～9個の化合物が優れた抗潰瘍作用を示すことを発見した．これらイソプレノイド化合物の安全域（有効性と安全性の比）の高い化合物の絞り込みを行った．さらに他の抗潰瘍剤との効力比較試験を実施した．これらの化合物の中から，最終的に3種類の化合物がえらびだされた．この3種類の化合物のうち2種類は新規化合物であったが，他の1種類は公知化合物であった．しかし都合の悪い事に，この公知化合物（化合物の構造は新規

でなく物質自体特許性がない）が最も安全域が高かった。
　担当者間でいろいろ協議をしたが，結論がでない。特に合成を担当した研究者は特許性のある新規化合物を選択してほしいという。さらにあと少し時間をかければ，複雑な構造になるかもしれないが新規化合物でパテントが取れ，かつ抗潰瘍活性の強い化合物を見つけられる可能性が高いという。しかしすでに，数百種類の化合物を合成スクリーニングしている。さらに抗潰瘍活性が強くなっても安全性については不明である。最終的に開発プロモーターである私に最終決断がゆだねられた。
　薬で一番重要なのは効力と安全性である，化合物の構造の新規性が効果を示すわけではない。しかも物質特許は取れなくても，医薬特許（適応症特許）は取れる。私はほとんど迷うことなく，公知化合物であるが薬理活性が強くもっとも安全域が高い化合物を選定した。これがセルベックス（テプレノン）である。

3. 画期的な新薬も最初は単なる化合物

　「胃潰瘍の薬は存在しない」というと驚かれる人が多いと思う。しかしこれは「研究開発担当者にとって」という前提がつく。
　「セルベックス」，「ガスター」，「パリエット」は確かに胃潰瘍の大型新薬として商品化された。しかしこれは結果である。
　新薬として発売される時，膨大な基礎データ，薬理実験，代謝研究，安全性研究，製剤研究，臨床論文，きれいなカプセル，パッケージ，パンフレット，さらに豪華な研究会で，その薬が論理的に作られ，作用機序，動物実験，臨床研究の整合性が取れ，その新薬がいかに優れた特徴を有しているかをアピールするために，ストーリー性を持って，脚色されて語られる事が多い。
　新薬の物語が語られるときは，その内容は，後から振り返って考えてみると1つの視点からこのように整合性の取れたストーリーとしてまとめることができるという，結論から導き出した後付けの成功物語として語られる事が多い。これはちょうど我々が歴史を後から振り返って，歴史書を見ている事に似ている。たとえば，関が原の戦いで徳川方が勝利すること，その結論を知って歴史を論じているが，関が原の戦いに参戦し，戦っている人たちは自

分たちが勝つのか負けるのか，先のことは知らない，ほとんどの人は勝つ事を信じて戦ったはずである。日々実験，臨床研究で新薬開発競争に参戦している研究者は，自分の研究が新薬として勝利を収める事が出来るか否か，知らないで戦っている。毎日が不安との戦いである。

　どんな画期的な新薬や大型新薬も，開発当初はたんなる化合物でしかない。決して研究開発当初から，将来を約束されていない。研究開発のテーマを担当するほとんどの人にとって，自分が今担当している化合物は単なる白い粉でしかない，臨床を担当する人にとっては，カプセルや錠剤に入った単なる化合物でおそるおそる人での反応を見ている，新薬候補物質でしかない。明日の運命はわからないのだ。

　特にそのテーマを中心になって推進する人にとっては，新薬開発に消費した莫大な資源（世界に通用する新薬開発一品目にかかるコストは1700億円といわれている。ただしその間にドロップした多くの他のテーマなどの，研究開発に要したコストを含む）の重荷を背負いながら，不安の中，一点の新薬創出という光明に向かって這うように前進し続ける日々である。

　しかし一転して，新薬として発売される時には，これら混沌とした状況や悩みは語られる事は少ない。その新薬が，最初から理論的で，整合性が取れ，あたかも画期的な新薬として将来を約束されていた特別の化合物と錯覚を起こすほど，優れた性質が強調される事が多い。あるいは特定の人が特定の問題点を解決する事により全てが解決したかのようなヒーロー物語に仕立られる場合が多い。しかしこれは臨床効果が確認され，新薬として承認されたあとの後付けの歴史物語である。この後付けで作り上げられた新薬ストーリーを，そのまま自分たちが行っている日々の業務や実験と対比したとき，多くの研究開発担当者はそのギャップの大きさに強い不安と焦りに悩まされる事が多い。しかしどんな画期的な新薬も大型新製品も研究開発の当初は，今，多くの開発研究者が担当しているテーマと同じ様に単なる白い粉であり，単なる錠剤やカプセルで，将来の見えない単なる化合物でしかなかった。

　問題はこの混沌とした先の見えない状況の中で，どのように状況を分析し，優先順位をつけ，焦点を絞り，決断し，テーマ推進してゆくかである。

4. シメチジンの開発史

　ここでは，画期的な新薬である「シメチジン」の開発経緯について関口氏のレビューを中心に紹介する。

　ヒスタミンには平滑筋収縮作用，ショックの時にみられる血管拡張作用が知られていた。一方ヒスタミンには，強い胃酸分泌刺激作用があることも判明していた。しかしヒスタミンの働きについては，胃酸分泌よりも炎症やアレルギーなどにより多くの注目と関心が寄せられていた。1930年代に，ヒスタミンの作用を抑える薬，すなわち抗ヒスタミン薬が発見された。しかしこの抗ヒスタミン作用を示す薬剤はヒスタミンによる胃酸分泌を抑制することはなかった。すなわちこれまで発見された抗ヒスタミン薬によって抑制されるヒスタミンの作用は，ヒスタミン受容体のうちの1つのタイプ（ヒスタミンH1）を介していた。しかし，この抗ヒスタミン薬によって拮抗されないヒスタミンの作用，例えば胃酸分泌刺激作用はH1でない事から，ヒスタミン非H1受容体という仮説が考えられた。

　したがって，ヒスタミン非H1受容体を介してヒスタミンに拮抗する薬を開発すれば，胃酸分泌を抑制できるという発想が得られるはずである。

　当時は，胃酸分泌に関する研究の分野で，胃酸分泌を抑制する手段としてヒスタミン非H1受容体拮抗薬を開発しようとする人はほとんどいなかった。その主な理由は，以下のとおりであった。1964年に，胃酸分泌に関係するペプチドホルモンとしてガストリンが分離された。これに拮抗するセクレチンや，胆嚢収縮作用を示すコレシストキニンなどペプチドホルモンが発見されて，これらの消化管ホルモンに関心が集まっていたことにより，多くの研究者は胃酸分泌とガストリンとの関係に興味を寄せていた。

　また1950年代にイーライ・リリー社が，ヒスタミンによって引き起こされる胃酸を抑制する化合物をみいだすために研究を行っていたが，成功しなかったことなどがあった。

　当時，胃酸分泌を刺激する因子の代表的なものとしてアセチルコリン，ガストリン，ヒスタミンが知られていた。しかもこの中でヒスタミンによる胃酸分泌刺激作用が最も強力であった。アセチルコリン刺激に対して抗コリン

剤，ガストリン刺激に対してはセクレチンが胃酸分泌刺激を抑制したが，ヒスタミン刺激による胃酸分泌を止める物質は知られていなかった。

　このように学会のトピックスや他社の動向とは別に，病態の基本に立ち返り，独自の研究を始めるのは病態生理に対する洞察力に加えて，強い意志と決断を必要とする。このような環境であったにもかかわらず，胃酸分泌についてヒスタミンが重要な役割を果たしているという考え方に執着している研究者がいた。例えばスミス・クライン&フレンチ（SK&F社）の米国研究所の研究者である。

　私は上記状況で，このヒスタミンに的を絞った胃酸分泌抑制剤の開発研究に着手したのがシメチジン研究の第一関門突破であったと思う。

　非H1拮抗薬の研究には，それらの化合物をスクリーニングするための薬理学的試験方法の確立が必要であった。ヒスタミンのH1作用を確認する方法として，摘出モルモット回腸をヒスタミンで収縮させる方法が採用された。一方非H1作用のうち胃酸分泌に対する作用は，麻酔ラットの胃腔にヒスタミンを還流して生じる胃酸分泌を刺激する方法が採用された。

　ヒスタミンの化学構造式を出発点として，多くの化合物が合成され，その数は4年間で200種類に達した。しかし目標とする非H1拮抗薬となりそうな化合物がなかなか得られなかった。そうなると非H1拮抗薬，特に胃酸分泌に関するヒスタミンの作用を抑えることができる化合物を見つける可能性に，疑問を持つ人が多くなってきた。そのため，社内でもこの研究はあきらめたほうがよいのではないかという声が大きくなってきた。シメチジンの開発における第二の関門である。

　試行錯誤を繰り返した研究の結果，非H1拮抗作用を持つ化合物をようやく発見することができた。この化合物はブリマミドと命名された。目的とした化合物であるこのブリマミドが得られるまでに合成された化合物数は実に700検体におよんだ。

　1972年ブリマミドのヒスタミン刺激による胃酸分泌抑制作用の発表がなされ，従来の抗ヒスタミン薬はH1拮抗薬，ブリマミドはH2拮抗薬と呼ばれるようになった。このブリマミドの発表はヒスタミン受容体に関して，新しい概念を導入した点が画期的であった。またそれと同時に，新しい概念とユニークな薬理作用に基づく新薬，これこそが本当の新薬創製であることを示したことから，新薬開発に携わっている人々に大きな衝撃と希望を与え

た。

　ブリマミドは静脈内投与によって胃酸分泌を抑制したが，経口投与では十分な胃酸分泌抑制作用が見られなかった。シメチジン開発の第三の関門である。

　経口投与で有効で，しかもブリマミドの10倍の効力を持つ化合物メチアミドが見出された。しかしこのメチアミドには動物実験で顆粒球減少症などの好ましくない作用が認められた。

　1973年12月メチアミドに関して，可逆性の顆粒球減少症の事例が報告された。1974年6月に2例目の顆粒球減少症が報告された。このため臨床試験は中止された。このことによりS&K社は総合的な判断のもとに，メチアミドの開発を断念することを決定した。

　話が少し前後するが，メチアミドが有望視されていた1972年頃，すでに一部の研究者は，メチアミドのバックアップ化合物の研究により，目的を満たす化合物を見つけていた。しかし，メチアミドにはすでに莫大な費用が投入された結果，開発が中止された。ここでさらに新しい化合物を進めるにはさらに，少なからぬ費用を投入しなければならない。会社は再びH2拮抗薬の開発を進めるべきか否かという問題に直面した。楽観的な見方をする人たちは，メチアミドによって臨床的な薬効上の希望する条件は満たされているから，これを改良して行けば，顆粒球減少症は回避できると考えた。悲観的な考えをする人たちは，メチアミドの問題はH2拮抗薬に共通するものであるから，改良しても同じ問題を生ずるのではないかと心配した。シメチジン開発の第四の関門である。

　SK&F社は楽観的な道を選んだ。
　ここに初めて，長年の念願だったH2拮抗薬が完成したのである。
　画期的な新薬シメチジンの誕生であった。
　このように画期的な新薬シメチジンも，新薬開発当初から将来が約束されていたわけではない。試行錯誤の研究中，この化合物は本当に新薬になるのだろうかという不安との戦いの連続であった。上記，四回の大きな関門のうちどこで開発が中止されてしまっても不思議ではなかった。
　私がこの四回の関門のうちもっとも重要であると感じるのは，第一の関門を突破した点にあると思う。

消化管ホルモンに関心が集まり，ほとんど省みられなかったヒスタミンに着目して研究を開始した点にある。当時話題を呼んでいたガストリンよりヒスタミンは強力に胃酸分泌を刺激し，しかもガストリンによる胃酸分泌を抑制できるセクレチンもヒスタミンによる胃酸分泌は抑制できないことは良く知られていた。この事例は創薬においては特に，もっとも基本的な点に執着し，シンプルに考え，当たり前の事を何より大切にするのが重要であることを示していると思う。

5. 胃潰瘍の薬は存在しない
（研究開発担当者にとって）

　胃潰瘍という適応症は，新薬として開発された結果得られた効能であることは前項で述べた。

　研究開発の途上にある化合物は，その化合物特有の作用特性を持った単なる化合物でしかない。その化合物特有の作用特性に適合した患者層を切り取った結果が適応症である。この考え方はその化合物が画期的であればあるほど，領域が新しければ新しいほど重要である。これに対して，最初からこの化合物は胃潰瘍の薬という限定した枠に押し込めて考えてしまうのは危険である。というのは，後ほど詳しく述べるが，胃潰瘍といっても病態は多種多様の特性をもち，個々の病態はまちまちだからである。

　新薬開発も特に臨床開発の段階になると，自分が担当するテーマの化合物は一品に絞られ，また将来比較対照する先行した薬剤がある場合が多い。自分が担当するテーマの化合物の作用特性に対応して，その作用特性に沿った物差しを作って，その物差しでその化合物に適した患者層を発見し，それを陣取りをするように切り取っていく。この過程こそが臨床開発そのものである。そしてその結果が適応症として結実する。

　自分の担当した化合物の作用特性を十分理解し，自分の化合物の作用特性が生かされる状況で対照薬と勝負して行く。即ち自分の土俵で戦う事が重要である。

　ここでは，セルベックスを例にとって，具体的にセルベックスの作用特性に対応した患者群を，どのように切り取っていったかを具体的に述べる。

セルベックスの作用特性として塩酸，ペプシンには作用しない，しかし胃の粘膜障害を修復する作用は優れているという事がある。

一方当時，胃潰瘍，十二指腸潰瘍は消化性潰瘍という1つのコンセプトで理解にされていた。

これら消化性潰瘍のキーファクターとして，塩酸，ペプシンなどの攻撃因子に対して，粘膜を覆っている粘液，粘膜の抵抗性，粘膜血流などが考えられていた。

また消化性潰瘍患者では，年齢，潰瘍の部位，潰瘍の大きさ，再発の有無など背景因子のちがいで病気の状況や薬の効き方に差があった。このことは言葉をかえて言えば，個々の患者の背景因子によってその薬剤の効果に差が出る可能性が高いということである。消化性潰瘍と一括されるその中身は決して均一なものでなく，個々に異なることを意味している。そういう消化性潰瘍の病態を規定しているキーファクターをひとつひとつ勘案しながら，自分の担当した化合物が，その作用特性を最も発揮できる患者群を切り取っていくことが重要である。

もしこの作業を丁寧に行わないで，単純に消化性潰瘍の適応症という大雑把なくくりで，機械的に他の薬剤と比較試験を行うと，他の製品が得た適応症の範囲で，他の人が作ったパラメーターに従い，他の人が作ったプロトコールで臨床試験を行ってしまうことになる。これは他人の土俵で勝負する事に他ならない。

最近はガイドラインがあってなかなか自由にプロトコールは作りにくい面もあるが，それでも自分の考えている適応症の周辺で，ここで述べた努力を丁寧に行う必要がある。そうしないと折角自分が担当してきた化合物の作用特性を十分に発揮することなく他人の土俵で，他人の物差しで勝負することになる。

図11は食道，胃，十二指腸を縦に切り開いた状態を示している。胃の粘膜は大きく分けて2つの細胞群からなっている。そのひとつ食道側は，酸を分泌する細胞群，これに対して十二指腸側は粘液を分泌する細胞群からなっている。その両者の接する部位，これを境界領域と呼んでいる。潰瘍は非常に興味深いことに，粘液を分泌する細胞の塩酸を分泌する側に近い部位に多く発生する。言い変えれば，塩酸濃度が高い粘液分泌細胞側に潰瘍ができるということを意味している。

胃炎潰瘍と加齢

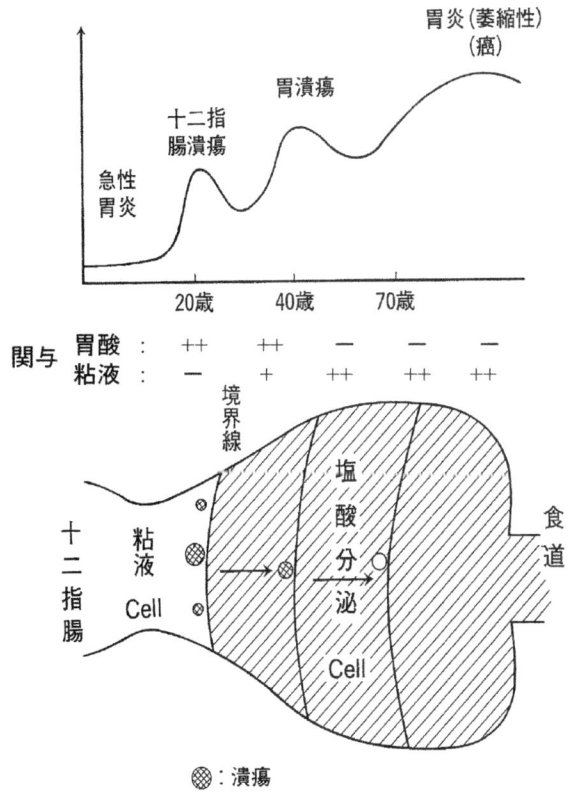

図11 胃炎・潰瘍と加齢

　年齢との関係でいえば，若い人は塩酸が強くて，十二指腸潰瘍あるいは十二指腸側に多く潰瘍が発生する。しかし加齢とともにこの境界領域はだんだん上部に上がっていって，潰瘍のできる場所も食道側に向かって上っていく。ということは潰瘍のできる部位によって，大体その人の年齢を推定することができるということである。
　消化性潰瘍のうち，十二指腸潰瘍，あるいは胃潰瘍の中でも十二指腸潰瘍に近い部位の潰瘍は，塩酸が強く分泌される病態として理解されていた。
　逆に胃潰瘍のなかでも胃体部や食道に近い部位の胃潰瘍の場合，また慢性

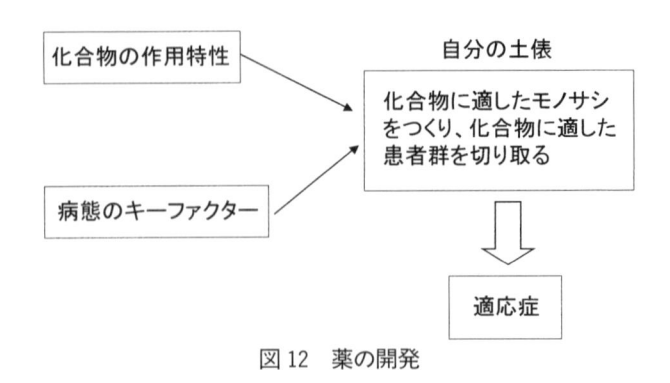

```
   化合物の作用特性 ──→  ┌─────────────┐
                          │ 自分の土俵        │
                          │ 化合物に適したモノサシ │
                          │ をつくり、化合物に適した │
                          │ 患者群を切り取る    │
   病態のキーファクター ──→ └─────────────┘
                                   ↓
                              ┌────────┐
                              │ 適応症   │
                              └────────┘
```

図12　薬の開発

胃炎や薬剤性胃炎は，むしろ粘液，粘膜の抵抗性が低下している病態である事が知られていた。

　セルベックスの作用特性は「塩酸，ペプシンには作用しない。しかし胃の粘膜障害を修復する作用は優れている」であった。

　こういう条件の中で，セルベックスは消化性潰瘍の中で胃潰瘍に有効性が期待される。別の言い方をすると高齢者の潰瘍に効果を発揮する可能性が高いということを示している。

　これを機械的に，従来から行われていたプロトコールに従い胃，十二指腸潰瘍で単純に臨床評価しても，新薬承認までたどり着くのは難しい。セルベックスのよさを十二分に発揮することなく評価することになるからである。

　セルベックスの場合，消化性潰瘍のうち十二指腸潰瘍の適応症を取らなかった，と言うより十二指腸潰瘍の病態にセルベックスの作用特性がフィットしていなかった。したがって適応症を取るための努力はすべきでなかったと言う事である。

　研究開発担当者にとって，セルベックスは抗潰瘍剤でなく，「塩酸，ペプシンに作用しない粘膜修復促進剤」として位置付けるべきである。このセルベックスの作用特性を胃潰瘍に応用し，抗潰瘍剤として満たすべき条件を一つ一つ証明したその結果が適応症と理解すべきであると，私は考えている。

6. 二重盲検試験

　昭和57年の夏，研究開発にとって最大の難関である，セルベックスの二重盲検試験の開票日を間近に控えていた。二重盲検試験とは，薬を飲む患者さんも，薬を渡すお医者さんも，その薬が実薬か比較する薬剤（偽薬）か解らないように，例えば錠剤の大きさ，味，色などを同一にして臨床評価を行う臨床試験である。どの患者さんにどちらの薬が渡ったかは分からない状態で，効果判定をすべて終了し，効果判定を決定した後に，各患者さんがどちらの薬剤を飲んでいたかを後から知る方法である。

　長期間その薬剤を担当してきた開発の主担当者にとって，二重盲検試験の開票は担当したテーマが新薬になるか否かの運命を決める，決定的に重要な関門である。当時の製薬業界の開発担当者の間では，有意差症候群という言葉がはやっていた。すなわち二重盲検試験で，比較薬に対して同等以上か，統計上有意に勝っている結果が得られないと，新薬としての可能性は無い。あるいは適応症を変えて，再度臨床研究のやり直しになる。従って，開発担当者の中には，とにかく有意差を出す事ばかり考え，中にはノイローゼ状態に陥る人も少なくなかった。この状態を，有意差症候群と呼んでいた。新薬の開発も二重盲検試験を行う段階になると，それまでそのテーマの開発に要した費用は百億円以上にのぼっていることが多い。これだけの投資をしてその化合物が新薬として誕生するか否かを決定づける，まさに運命を決める試験結果である。開発担当者にとっては，いかに，この二重盲検試験で有意差を持って比較薬に勝る結果を出すかが最大のテーマであり，越えなければならない大きなハードルでもあった。

　私事になるが，私は直接担当者としてあるいは責任者として過去9回の二重盲検試験に挑戦し，8勝1引き分けという成績である。この成績は決して悪い成績ではないと思う。

　私は先に述べた胆石溶解剤開発の経験から，同じコレステロール系胆石とはいっても，胆石の外側に石灰化があるかないか，胆石の大きさ，胆嚢中で胆石が胆汁に浮かんでいるかどうか，患者の年齢，などによってその薬剤の効果は大きく異なることを学んでいた。その経験から，自分が担当する化合

物の臨床データについては，最初の1例目から患者の背景因子別に詳細な症例一覧表を作ることにしていた。この症例一覧表に20例，30例と症例が加わっていくに従い，その担当した化合物の臨床効果や副作用のおよその傾向をつかむことができた。いわゆるその化合物の臨床的作用プロファイル特性である。

　私は初期の臨床研究の段階で，以下にまとめる手順で担当化合物の臨床作用プロファイルを確認していった。

　初期の臨床で30～50症例の症例一覧表をまとめ上げる。一方，主薬効薬理試験から得られたその化合物の作用プロファイルとつき合わせて比較検討する。このような作業を通じて担当した化合物の作用特性が臨床効果としてどの様に反映するか明確にする。次にこの段階になると自分の担当した化合物と比較臨床試験を行う薬剤が推定できる。この薬剤はすでに市販されている類似適応疾患の薬剤のなかから選定される場合が多い。いわゆる比較対照薬である。

　次に，この比較対照薬の臨床文献および主薬効薬理，代謝データなど徹底的に文献調査を行う。これと並行して，対照薬の臨床試験を直接担当された臨床医の少なくとも数人に面談し，その対象薬の臨床的感触や作用特性（どのようなタイプの患者さんによく効き，どのような背景の患者さんには効き目が少ないか）を直接にインタビューする。

　一方，自分が担当した化合物の臨床プロファイル，薬理・代謝などの基礎のプロファイルをまとめる。これに比較薬剤の臨床データ，主薬効薬理，代謝などの文献調査をまとめる。これに加えて，実際に比較薬の臨床研究を経験した担当医のコメントをまとめる。

　これらのまとめたデータを突き合わせる。そして自分が担当した化合物の強み，弱み，逆に相手の薬剤の強み弱みが臨床効果としてどのような項目（治癒速度，即効的，遅効的，臨床検査値，自覚症状，安全性など具体的な項目）にどの程度表現されるかを推定する。さらに可能であれば，この推定を別の臨床試験報告（推定に用いなかったほかの公表されている臨床試験報告）で検証する。

　レガレンの開発を通じて，私自身にとっては苦し紛れの苦肉の策であったが，以上のような作業を行うようになっていた。

昭和56年当時，既に市販されていたいくつかの抗潰瘍薬の中から，セルベックスの対照薬としてP（科研科学）を選定するのが妥当と思われた。Pは攻撃因子をマイルドに抑制し，防御因子を高める新しく開発された胃潰瘍の新薬であった。私は二重盲検試験のスタートに当たり，上記作業を行い，セルベックスの強みとして，胃潰瘍のうちでも胃体部と呼ばれる食道に近い上部の潰瘍，60歳以上の高齢者，再発潰瘍患者で高い効果が得られると推定した。一方Pが有利な項目としては，胃潰瘍のうちでも十二指腸側に近い前庭部の潰瘍，若年者の潰瘍胃や胃潰瘍に伴う自覚症状のうち腹痛，胸やけ，腹部膨満感などの過酸状態に関連する自覚症状の改善であると推定した。

　Pを対照薬としたセルベックスの二重盲検試験は以下の要旨でスタートすることになった。
　胃潰瘍の内科的治療は，近年大学病院よりもむしろその出先病院で行われる場合が多い。従って大学病院を含め中小病院で広く試験を行った。今回の二重盲検試験の基本的な考え方として，日常の臨床で本剤が使用された場合の有効性及び安全性をより正確に評価するために，入院・外来，治療歴，年齢，胃潰瘍歴，潰瘍の大きさ，深さ，形などに制限を設けなかった。
　胃潰瘍の薬剤の臨床的評価は，内視鏡の病期判定を用いて，すでに学会でも確立されていた。評価するために特定の設備をとくに必要としない。しかし各担当医の評価の違いによるばらつきを防ぐために，効果判定については別途小委員会を設けて，客観的に評価を行う事により公平性が保たれるようにした。
　薬効比較期間は8週間とした。効果を比較する項目は，X線・内視鏡による潰瘍の変化，自覚症状，他覚所見，安全性評価としては，各種生化学・臨床検査および自覚・他覚所見であった。
　当時，二重盲検試験は，比較対照薬との盲検性（どちらの薬剤か見分けがつかない事の保証），プロトコールの中身の確認，開票前の症例の取り扱い（解析対象症例の開票前の取り決め），開票，解析方法，論文化など信頼性，公平性を保つため，コントローラと呼ばれる統計の専門家，およびその領域の専門医からなる第三者組織にこれら業務，管理を委託して，その試験が公正に行われていることを保証する場合が多かった。

6. 二重盲検試験

　私は昭和57年の夏，上司のT氏と共に二重盲検試験の開票会場に向かった。日ごろ私と2人になると最近のニュースなどよく話しかけてくれる上司もその日はほとんど言葉を発しなかった。何を言っても私がこれを聞ける意識レベルにないことを，よく理解しておられたからだと思う。

　約1年の期間に集めた症例は265症例であった。日本各地から集まってくる症例ごとの調査票のデータを1例ずつ症例一覧表に記載する。集まった調査票の脱字，内容に明らかに矛盾がある項目，副作用の記載漏れが考えられるものなどの矛盾点を全て拾いだす。各担当ドクターに質問票をつくる。当時は現在と違って臨床研究を行う為の病院側の環境は整っておらず，診療で忙しい傍ら医師がカルテから調査票に必要な項目を書き移つす状況であった。質問が無い調査票は皆無で，ほとんどが二桁に及ぶ質問項目，ひどい場合，質問項目は三桁に及ぶ事もあった。読めない字や，癖がある難解文字も多かった。およそ1症例の調査票の内容を確認するのに2から4時間は必要であった。さらに1回の質問で調査票が完成する事はなく，これを3回から4回と繰り返す場合がほとんどであった。しばしば質問に対する回答からまた新たに質問が出てくる事もあり，エンドレスになる事もあった。これが重なると担当医師を怒らせてしまい，お詫びをかねて，私が直接訪問して問題の解決に当たる事も多かった。この業務を進行しながら，集計部門および解析部門の担当者と，どのようなスケジュールでどのような解析を行うか，また打ち込まれたデータは正確に行われているかどうかの二重チェック，三重チェックを並行して行っていた。

　いくら時間があっても足らない。57年の春から夏にかけての3カ月間は，おそらく睡眠時間は4時間以内の日が続いていたと思う。

　エーザイの開発部門の1部屋を二重盲検試験推進室と名付け，この部屋から情報発信をおこなった。

　昼間は臨床研究依頼先での問題解決や，コントローラ委員会との調整に出かけた。この合間をぬって調査票の内容確認を行いながら，調査票を集める若い担当者や，集めた調査票のデータを入力する担当者に次から次へと修正，確認，訂正などの業務を依頼していた。夜中の2時3時に帰り，朝は8時には出社する。昼間は問題が起きた病院に直接出かけ，会社に帰ると調査票の確認，修正依頼などを繰り返していた。特に開票日がせまった2週間ほど前

からは，明け方の3時4時まで仕事をし続け，そのまま机にうつぶせになって，何時のまにから眠りにつき，気がつくと朝が来ていた。またそのまま仕事を続け，ウイークデーは自宅に帰ることはなかった。その代わり，土曜日や日曜日は自宅でほとんど夕方まで眠り続けた。

　私は，二重盲検試験の開票会場に向かう時の状況をよく記憶している。
　体はだるく，意識はもうろうとしているがどこかで妙に覚めた意識があった。
　頭の奥の方に冷たい芯のようなものがあり，意外に冷静な自分を誰かが遠くから見つめているような気がした。それは父の死を予期しながら雪の中を病院に向かったタクシーの中での状況に似ていた。ただ違う事といったら，タクシーの外で動くネオンサインの色が妙に明るく鮮やかで，ビルの輪郭がはっきりした世界に見えた事を記憶している。
　コントローラ委員会の事務担当の人が「いよいよ開票ですね」と言葉をかけながら，上司と私に1杯のコーヒーを勧めてくれた。そのコーヒーを飲みこんだ瞬間，胃袋に錐をつきたて，かき回すような激痛を覚えた。
　開票は素晴らしい結果であった。
　胃潰瘍の治癒効果はX線・内視鏡ともにセルベックスが統計上有意に勝っていた。一方自覚症状に対する効果はセルベックスと対照薬に差がない結果であった。
　副作用などの概括安全度は両者で統計上差は認められなかった。しかし副作用の発生頻度がセルベックス群で低く，その副作用の内訳も，臨床上特に問題になるものは両薬剤群で共になく，安全性が確認された。
　私は素晴らしい結果が得られた瞬間，錐を胃袋に突き立てたような激痛を覚えた部位が，じわっとあったかくなっていくのを感じていた。
　開票会の雰囲気はパッと明るくなり，会に参加いただいた医師はにこにこ笑いながら，おめでとう，おめでとうと口々に握手を求めてくれた。続いていた睡眠不足や体のだるさもいつの間にか吹き飛んでいた。私は頃合を見て開票会の会場を抜け出し，協力いただいた多くの担当医師，薬理，安全の基礎研究または臨床調査票の回収に当たってくれた多くの協力者の主だった方々に次から次へと電話をかけていた。私の声は1オクターブ上がっていたに違いない。

開票会が終わって帰る車の中，上司は言った。「一生の内で本当によかったと思える日は数日あるかどうかだ。伊藤君が飲めるのであれば誘うところだけど，今日は早く帰ってゆっくり眠りなさい」と自宅まで送り届けてくれた。

体全体はだるく重い，少しひんやりとした布団に暖かくなった足の裏から体温が放散し体重がどんどん重くなっていくような感触の中で，私はいつの間にか眠りに就いていた。

7．申請

昭和57年の夏，私はセルベックスの申請に向けてプロジェクト体制を組んでいた。当時，新薬の申請基準は徐々に厳しさを増し新薬の場合，厚生省に提出する資料のボリュームは印刷物としてワンセットを積み重ねると1メートル以上の高さ，重さにして30キログラム以上におよんでいた。さらにこの資料を裏付けする基礎資料，データ，参考資料，補助資料等を含めると，厚生省に持ち込む資料は軽トラック二台にも相当するほどの膨大なデータ資料群からなっていた。

当時二重盲検試験が完了してから申請するまでに要する期間は，約6ヶ月から1年といわれていた。これに対し私たちのプロジェクトは，3カ月でこれを成し遂げようとする目標を立てた。従来は，各申請区分の資料を整備する部門が提出した，申請に必要とする時間を積み上げて申請スケジュールが立てられていた。この積み上げ方式に対して，我々は57年10月末に申請するという大目標を掲げ，これを達成するために，各部門がいつまでに何をしなければいけないのかというブレークダウン方式を採用した。この方式を採用するにあたっては，各部門から責任を持って資料が作れないという反対意見も出された。しかし私は当時，他社の開発担当者から，このブレークダウン方式は効率がよく，そして申請資料の内容も質的にむしろ積み上げ方式より高い成果資料が得られるという体験を聞いていた。

申請資料の場合は7項目の申請区分が定められていた。
イ：起源または発見の経緯および外国における使用状況
ロ：物理化学的性質ならびに規格および試験方法

ハ：安定性
ニ：急性，亜急性，慢性毒性，催奇形性その他の毒性試験
ホ：薬理作用
ヘ：吸収，分布，代謝，排泄
ト：臨床成績

　その他として用法用量の設定根拠，効能・効果ならびにその設定理由，使用上の注意ならびにその設定理由

　私はこの申請区分に従い，各々その申請区分を担当する責任者一名を決めた。その申請区分に関する責任をその担当者に委譲した。その申請区分に関する全ての情報は，その担当者に集約されることになる。当時はパソコンやワープロは無かった。文章の訂正や数字の変更があると，その都度これを確認点検する必要があった。訂正以外の箇所が行ずれを起こしていないかなど，積み木崩しを繰り返しながら，これを確認して印刷資料を完成していた。この作業をいかに効率よく行うかは，スケジュールを短縮し，スピードを上げる鍵のひとつになっていた。
　申請資料の印刷を分担していただく関連会社の協力なしにこのプロジェクトのスピードアップは成り立たない。私は協力していただく印刷会社の責任者に事前に状況を伝えて，24時間稼動体制をお願いした。さらに，臨床研究を推進していただいた大学病院などの主要担当医師に，2重盲検試験が良い成績を得ることが出来たことの報告，御礼の手紙に加えて，申請スケジュールを示し，協力をお願いする手紙を出す事にした。

　私は開発部門の会議室の一部屋を申請推進室と名づけ確保した。各区分の責任者がひとつの部屋に集まり（この部屋を担当者は申請タコ部屋と呼んでいたが），この部屋から申請のためのすべての情報，指示が出された。
　タコ部屋には，57年10月末日までのスケジュールが模造紙数枚に分けて張り出されていた。変更があると必ずその模造紙をその場で変更した。申請区分責任者会議で情報を常に共有して，プロジェクトを進行した。
　朝8時には自然に責任者が集まり，8時半には各問題点が話し合われ，10時頃には印刷会社担当者に変更や新しいスケジュールが伝えられた。これが

終ると各責任者は自分が担当する区分の点検のため各部署に戻る。夜10時頃になると各責任者が集まり、各部署の問題点やスケジュールの変更がスケジュール表に書き込まれる。

このプロジェクト全体の統括を私が担当した。また私は申請区分イの起源または発見の経緯、トの臨床試験成績および用法用量並びにその設定の根拠、使用上の注意並びにその設定の根拠を担当した。

さらに物理学的性質、安定性に関する問題、安全性や薬理に関する問題、あるいは吸収・分布・代謝に関する問題など、いかなる問題であっても、その区分責任者を中心に各問題点を整理して、最終的にはプロモーターである私と区分責任者が2人で最終方針を決定した。

この方式は、プロモーター制とあいまって非常に効率の良い方法であった。

長い歳月と少なくとも数十億円以上の直接コストを要した新薬開発も申請という段階になると、ほぼその薬剤が新薬として承認される見通しを立てることができる。

申請資料をまとめる場合、各区分責任者は自分の担当する部門がいかに新薬承認申請に至るまで努力をし貢献したかということを示し、それを記録に残すという、部門の利益代表の場でもあるという側面を持つ。「この薬理データをもっと詳しく説明したほうがよい」、「いやこの製剤を完成するには非常に苦労したし、臨床的にも意義があるから詳しく述べた方がいい」と申請資料及びその資料を裏付けるデータの量がどんどん肥大化する方向に向かう場合が多い。感情も入り論議は延々と続く。

しかし新薬を評価する立場からすれば、評価に必要な資料およびデータ以外は必要ない。むしろ不必要なものが混入することによって問題の焦点がずれてしまう。場合によっては資料間で矛盾を作り出し、厚生省からの不要な質問につながりかねない。この点、プロモーター制はそのテーマの初期の段階から申請する段階まで一人の人間が情報を一手に集約し推進してきているので、新薬承認における各区分、各部門の仕事の重要度をバランス良く定めることができる。その結果、申請資料全体の整合性がとれ、ストーリー性のある資料として整備することができる。

エーザイのプロモーター制の真価は、ここでも大きくその役割を果たすことになった。

セルベックスは安全性に問題はなく，臨床試験における二重盲検試験においても，比較薬に対して優れた臨床効果が確認されていたので，申請資料を提出するに当たって大きな問題点はなかった。

しかし，当時，抗潰瘍剤の画期的な新薬として，シメチジン，ラニチジンなどのＨ２阻害剤がすでに発売されていた。セルベックスは，これらの新薬とは全く作用機序が異なる薬剤とはいえ，位置付けや違いを起源または発見の経緯で明確にしておく必要があった。

起源または発見の経緯に関し，当時の私のメモ帳の下書きに，以下のような書き出しが記されている。

「従来，胃潰瘍，十二指腸潰瘍は一括して消化性潰瘍として扱われてきたが，近年消化性潰瘍の病態生理の研究から，別の疾患として把握されるようになってきた。

十二指腸潰瘍は胃酸分泌細胞である壁細胞の数が正常人に比べて多く，胃酸分泌が亢進した病態として考えられるにいたった。したがって，その薬物治療は酸を抑制する攻撃因子抑制剤である制酸剤，ヒスタミンＨ２レセプター阻害剤が使用されてきた。とくにヒスタミンＨ２レセプター阻害剤が登場し，潰瘍治療に画期的な進歩をもたらした。しかしヒスタミンＨ２レセプター阻害剤では，酸のリバウンド，胃粘膜防御能の低下によるとされる投薬中止後の再発の増加など，新たな問題が提起されている。

一方胃潰瘍では胃酸分泌細胞である壁細胞の数が正常人と変わらず，胃酸分泌も正常人と変わらないかむしろ低いことから，防御因子が低下した病態と考えられる。したがってその治療薬として，粘膜の防御因子を強化する薬剤の開発が試みられてきた。しかしその成果にはまだ改良すべき点が残されている。当社ではこのように潰瘍の病態生理の解明が進む中で，防御因子強化型の薬剤の開発に着手した」

その頃再び私は会社に泊まりこむ事が多くなった。時に自宅に帰るにしても１時，２時が続いていた。さらに土曜日または日曜日も出勤するようになっていた。ある土曜日あまりにも疲れて肩が張り，仕事が進まないので夕方自宅に帰る事があった。

ピンポーンとチャイムを鳴らすと小学校に入学したばかりの子供が「お帰りなさーい」と転げるように飛び出してきて私の足にしがみついた。

次の朝，タコ部屋へ出かけて行く私を，子供がベランダから見送ってくれ

た。

「またきてねー」ベランダの手すりの向こうで背伸びして小さな手を振っている子供の姿は印象的であった。

8．データ捏造事件

　昭和57年10月，私は予定通りセルベックスの新薬製造承認を厚生省に提出することができた。新薬の製造承認申請は，特に開発部門にとっては最大の成果のひとつである。臨床研究でお世話になった各大学の先生方へお礼の手紙を出した。特に中心的にご協力いただいた先生方には直接出向いて，経過と御礼を申し上げた。また社内の合成，薬理，代謝，製剤，安全性，規格，開発モニター，薬事部などの部署に無事申請できたことを報告し，御礼を申し上げた。
　異口同音に「良くやってくれた」「本当にご苦労様」ねぎらいと賛辞の言葉をいただいた。
　さらに異例のスピードで申請をする事が出来た大きな理由としては，あらかじめお願いしておいたとはいえ，各印刷会社の担当者が，われわれの無理難題に対して数ヶ月間も交代制を敷いて，24時間体制での対応が大きく貢献していた。
　私はこの協力いただいた印刷会社を回って，無事スケジュール通り申請することができたことを報告し，御礼を申し述べた。各社の社長さんや責任者の方は恐縮されるとともに，「今後もどんな事にも対応します。遠慮なくおっしゃってください。本当におめでとうございます」とのご挨拶をいただいた。
　私にとって，この約10日間がもっとも充実した，希望に満ちたひと時であった。のどかな心安らぐ時間の先には，新薬承認，発売と将来が約束されていると実感した。

　昭和57年11月20日，日本経済新聞社をはじめとする各社が「偽造データで新薬申請」「新薬申請に偽りデータ」などのタイトルで新薬申請データ捏造事件を大きく報じた。いわゆる日本ケミファのデータ捏造事件である。

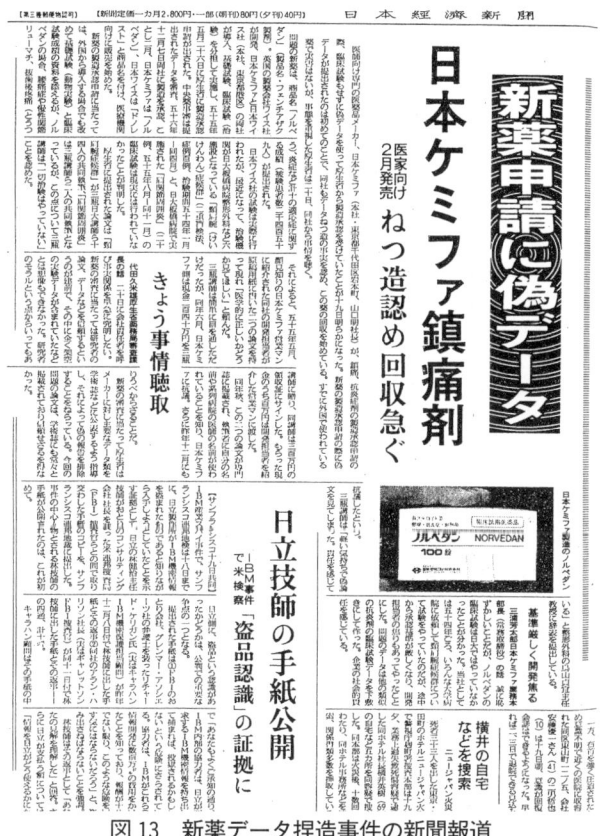

図13 新薬データ捏造事件の新聞報道
（日本経済新聞　昭和57年11月20日　夕刊より）

　新聞報道の要旨は以下のとおりである。
　医家向け専門の医薬品メーカーである日本ケミファが，鎮痛消炎剤の製造承認申請の際，臨床試験もせずに偽りデータを使って厚生省から製造承認を受けていた事が19日に明らかになった。新薬の製造承認申請の際に偽のデータが提出されたのは初めてのことで，同社もデータ捏造の事実を認め，この薬の回収を始めている。
　すでに外国で使われている薬で実害はないが，事態を重視した厚生省は20日，同社から事情を聴く。

8. データ捏造事件

　問題の新薬，商品名「ノルベダン」は米国の製薬会社ワイス社が開発，日本ワイスと日本ケミファの両社が導入，基礎試験・臨床試験を分担して実施し，55年5月26日に厚生省に製造承認申請が出された。中央薬事審議会は提出されたデータを審査，56年12月7日両社に製造承認，今年2月に両社は医療機関に向け発売を始めた。新薬の承認申請にあたっては，外国から導入する場合でも，改めて基礎試験，臨床試験の資料を求めるのがルールであった。「ノルベダン」の場合，腰痛症や慢性関節リューマチ，抜歯後疼痛，炎症などの合計10適応症に関する成績が提出されていた。提出された合計2,459症例のうち日本ワイスの試験は実際に行われた。

　しかし最近になって，治験機関が日大板橋病院の整形外科など6施設となっている頸腕症候群（二重盲検試験，）および日大板橋病院で実施された肩関節周囲炎の臨床試験は現実には行われていなかったことが判明した。さらにこれを了解なく日本ケミファは論文として投稿していたと言う。

　それから約1週間は，毎日のようにこのデータねつ造事件に関連する新聞報道がなされた。当然これと並行してテレビの主要なニュースで，日本ケミファ本社や製品そして関係者の映像が報道された。この間，会社ぐるみでデータ捏造，部長が論文作成を指示，常務らによるもみ消し工作，日本ケミファ業務停止へ，警視庁も乗り出す，他の新薬も点検，8年前にもデータ改ざん，新薬の副作用を隠し，厚生省が幹部から緊急に事情聴取，など次々に報道がなされた。

　当然，このことはエーザイの開発部の中でも大きな話題となった。エーザイの申請資料は大丈夫だろうな，異例のスピードで申請したから詰めが甘いのではないか，という声が聞こえてきた。

　一方，日本ケミファをめぐっては昨年10月に，厚生省薬務局に「申請資料をでっち上げている」という投書があったことも判明した。同省はその直後に日本ケミファの社長から事情を聴き，書類の点検もしたが，雑誌の論文として公表されているデータまでは疑わず，対象から外していた。それが裏目に出て見抜けなかったという。

　厚生省は過去にさかのぼり，同社の他の申請資料にも不正がなかったかチェックするとともに，今後は治験の責任者である学者のサインを書類につけさせるなど，新薬申請の審査体制の見直しを始めた，という報道がなされた。

　その頃になると，最近新薬を申請したほとんどの会社が申請資料の再点検

を自主的に始め，すでに数社が申請を取り下げたという。
　今，新薬の申請をしている全製品について厚生省は，各社を呼んで，1例1例病院から入手している調査票の内容と，これを取りまとめた申請資料に齟齬はないか，チェックを始めたらしい，さらに病院から入手した調査票の筆跡鑑定もやるらしい，といううわさが流れてきた。申請したセルベックスは本当に大丈夫か，もし問題があって他の製品に飛び火したらどうするのだ，問題によっては業務停止だってありうるではないか，エーザイの信用は無くなって，とんでもないことになりかねない，という声がしばしば聞かれるようになってきた。
　私は行っていない試験を捏造したり，入手したデータを改ざんした事は全くなかった。この点については心配することはなかった。しかし病院から入手した調査票の筆跡鑑定までといわれると，自信はなかった。というのは病院の先生方はとても忙しく，主要な効果判定や副作用に関する項目は自分で記入しても，評価に直接関係しない項目の多くは看護婦さんや臨床検査技師さん，入局したばかりの若い医師が記入する場合が多かった。さらに気の利いた営業マンは，数字を読み上げたり記入したりして中身を担当医師に確認してもらうことも珍しくなかった。当時は現在と違って GCP という考え方も制度もなかった。さらに入手した調査票の中には例えば効果判定が著明改善から無効に変えられている調査票もあった。また逆に無効症例が有効症例に変えられている症例もあった。どのような経緯で誰がこれをいつどのような理由で変更したかは説明できるにしても，変更が多く，記入した文字が読みづらかったり，誤字が多かったりした場合，改めて書き直された調査票もかなりあった。しかも申請前に調査票を見返した時，あまりに読みにくいので，新たに書き直した調査票もあった。この新しい調査票は一目見れば，調査票の紙の色が異なり，新しい時期に書かれた調査表である事がわかってしまう。
　当時，エーザイではセルベックス，降圧剤および抗アレルギー剤の3品目の新薬申請を行っていた。この3品目の担当者は互いの状況を話し合った。各々の担当領域で薬に対する考え方については違いがあった。しかし3人の共通した悩みは効果判定の変更履歴，筆跡，新しく書き直した調査票の取り扱いをどうするかであった。
　今，改めて振り返ってみれば，そこまで心配する必要はなかったと思われ

る。

　しかし，この当時，新薬3品目を申請していたプロモーターはいずれも若く，35～37歳であった。相談しようとしても類似した状況を経験した先輩もなく，むしろ妙な事にかかわらないほうが良いというような雰囲気もあり，互いに暗い顔を見合わせては，時々集まってお互いの状況を話し合った。しかし互いに遠慮もあり，細かい話まではする事はなかった。

　12月に入った小春日和の日。新しい調査票は不自然である。ビルの屋上に新しい調査票を並べて，虫干しをしたらどうかと思い立った。これを並べてみた。何枚も並べてほっとしていると，急に風が吹いてきて調査票は吹き飛ばされ，近くの民家の庭先に落ちた。大慌てでこれを回収しに走った。調査票を集めてビルの階段を登りながら暗い気持ちに襲われた。「自分はいったい何をやっているのだろう，何も悪い事をしたわけでないのに何をびくびくしているのだ。そんな事やめときなさい」もう一人の自分が自分に向かって語りかけているような気がした。

　しばしば，夜中に目が覚めることがあった。もし開発モニター担当者が調査票を回収する際，誤って記入したりしていたらどうしよう。筆跡鑑定の問題になったら，直接病院へ行って確認してもらうしかない。病院内のカルテの内容と調査票内容はきちっと整合性が取れているだろうかなど，心配し始めると次々と問題が出てくる。

　もしセルベックスで取り返しのつかない結果になったら，責任を取って辞表を出そう。自分はセルベックスのプロモーターだから仕方がない。しかし問題はそれでは終わらない。今まで協力してくれた人達，直接関係のない多くの人に多大な迷惑をかけてしまう。考えればきりがない。トイレに行こうと隣の部屋で寝ている家族や子供。子供は口をポカンとあけ，紅葉のような小さな手を上げてスヤスヤと何も知らないで眠っている。もし自分がとんでもないことになってしまって，マスコミで大きく取りあげられたら，この子はそういうことをした父親を親に持ったことを背負って生きていかねばならない。何の罪もない子供の将来に暗い影を落としてしまうかもしれない。

　毎日のように報道され，特に気に留めることもない多くの事件の陰で，自分と同じようにきっと多くの人が苦しみ，翻弄されているのだと実感した。

　その後も時々，日本ケミファの問題がマスコミで報道されることがあった。

しかし厚生省からは特に連絡も指示もなかった。
　こんな日々が続き，年を超えて春を迎えようとする3月頃には，体重は3キロ以上減少していた。

　昭和58年の5月の終わりごろであった。セルベックスを新薬調査会にかけたいので，事前に申請資料のデータ確認をしたい。どの資料について確認するかはまた改めて連絡をする，という通知があった。
　その日，昭和58年6月11日は朝から雨が降り，6月とは言っても肌寒い日だった。当日データ確認をする資料は，規格や前臨床試験全般と，臨床試験では最も重要な二重盲検比較試験であった。
　いくつかの段ボールに入った生データを車に積み込んで，厚生省に向かった。エーザイ側の担当者は，私と薬事担当および基礎部門2名の合計4名であった。厚生省へ着くと，ちょうどこの日は日本ケミファの不祥事の区切りとして記者会見が厚生省で行われるという事で，狭いロビーは10数台ものテレビカメラが据えられ，報道陣が数十名も集まっていた。私たちはこの報道陣の間をぬってダンボールを指定された部屋に運んだ。
　いよいよデータ確認が始まった。
　最初に互いの自己紹介を行った。ついで実際に使用したプロトコール，調査票，プロトコールが決定された経緯，効果判定委員会の議事録，二重盲検試験開票前の症例取り扱いおよび統計解析の取り決め，等の確認が行われた。
　担当官と私のやり取りを，今思い出すままにその要旨をまとめると以下のようであったと思う。

担当官：それでは申請された資料と生データ（実際に病院から回収された調査票）の内容の確認を行います。調査票の効果，副作用の判定はだれが行い，どのように病院から調査票を回収して最終評価はどこでどのように決まったのですか？
　　私：調査票の効果および副作用判定は病院の担当の先生に行っていただいています。回収はエーザイの開発担当者またはプロパーがこれを回収しています。回収した調査票は効果判定委員会にかけて，医学的見地から明らかに整合性が取れないものについては，その都度担当医にフィードバックをしております。

担当官：効果判定委員会の議事録は先ほどの資料ですね。
　　私：はいそうです。
担当官：では調査票を出してください。

　2時間ほど2名の担当官が調査票を見ながらあらかじめ用意してあったメモに従いチェックし，何か書きとめていた。時々，2名の担当官が小さな声で相談し，ではこうしましょうというようなやり取りが聞こえてきた。ずいぶん長い時間が経過したように思えたが，そのうち私は両担当官のやり取りの表情を見つめていた。両担当官は取り決めに従い，淡々と業務を進めているというように感じられた。

担当官：同一の病院の同一の担当医の調査票で，筆跡が明らかに異なる調査票がありますがこれはどういうことですか？
　　私：原則としては，担当の先生に調査票を記入していただくことにしております。しかし，先生方は大変忙しくて，カルテや伝票から数値を代筆していただく場合が少なくありません。その場合は調査票がすべてを記入された後，特に重要な効果判定，安全性の判定については担当医の先生に最終確認していただいて，調査票をいただくことにしています。
担当官：判定が変更されたその経緯を示すようなやりとりの記録は残っていますか？
　　私：はい，あります。修正前の調査票と修正後の調査票はその都度コピーを取って，症例ごとにファイルしておりますので記録は残っております。今日もこれを持参しております。
担当官：判定の変更や臨床検査の値などの修正で，担当医の印鑑および年月日の記入してあるものとないものがありますが，これはどういうことですか？
　　私：ご覧いただいた様に，調査票の中には非常に多くの項目の修正がなされている場合があります。これにすべて修正印及びその日時を記入すると非常に見づらく，何がなんだかわからなくなってしまうものもあります。したがって重要と思われる効果および安全性の評価の変更について，先生のサインまたは印鑑および訂正した年月日を

担当官：明らかに新しいと思われる調査表と古い調査票の2枚組の調査票がある場合がありますが，これは一体どういうことですか？

　私は調査票を陰干しまでして，風に飛ばされてあわてて拾いに行ったことを思い出した。しかしその後，特にデータをゆがめているわけではないから，ありのまま経過を説明し，理解を得ようと腹を決めていた。

私：先ほども申し上げましたように非常に多くの修正がある場合や担当の先生の文字にくせがあって読みづらい場合，この調査票を新たに清書し直して，担当医の先生に確認していただいたのが新しい調査票です。したがって清書前の古い調査表と，これを清書した新しい調査票の2通がセットであります。
担当官：それではこれから申請された資料の一例一例と生データ（回収された調査）の効果および安全性の判定が正しく集計されているかどうか確認させていただきます。我々2名で読み上げて確認していきますので，正しく読み上げられているかこれをそばで再確認してください。
私：それでは私がお手伝いさせていただきます。
担当官：1組の1番総合判定は著明改善，自覚症状は著明改善，内視鏡判定は著明改善，副作用なし，1組の2番……

　延々と全症例の確認が続いた。私はすでに回収した調査票（生データ）と申請資料のデータについて何回も再確認を行って，すべて正確に整合性がとれていることを確認していたので，安心してこの作業を手伝うことができた。

担当官：大丈夫です，全て正確に反映されていることを確認しました。では次にもう1度読み上げて我々2名で確認を行います。効果判定や安全性で違う判定が読み上げられたらその症例番号を控えてください。これも手伝っていただけますか？
私：お手伝いします。

8. データ捏造事件

　また先程と同じ1組の1番，総合判定は著明改善，自覚症状は著明改善，内視鏡は著明改善，副作用なしと同じ確認作業が続いた。しかし5組の1番総合判定は軽度改善，自覚症状は無効，内視鏡は無効，副作用は軽度あり。生データ（調査票）の判定と全く違う内容が読み上げられた。私はびっくりした。

　　私：すいません，内容が全く違いますが。
担当官：いや，これでいいです。組番をちゃんと控えてください。

　私は頭にカッと血が上った。何をしているのだろう。
　そして，改めて5組の1番の調査票を見直すと，修正前の評価を読み上げている。そうか，訂正前の評価で集計し直しているのだと思った瞬間，しまった，修正前と修正後で結果にどういう違いが出るか，チェックしておくべきだった，と私は全身から血が引いていくのがわかった。

担当官：大丈夫ですか，7組の2番判定が違っているはずですよ。

　私は，はっと我に返った。
　全症例の読み上げ確認をすべて終了した。

担当官：ちょっと10分ほど時間を下さい。

　2名の担当官は電卓で計算をはじめた。お互いの計算の数字を双方で確認し合うと，2人でうなずきあっていた。

担当官：問題ありません。実は今は訂正前と訂正後で各々を集計して有意差検定をしました。むしろ訂正前の方がセルベックスに有利な結果でした。作為を持って悪いほうに修正することは考えられませんので，申請資料はバイアスのかかっていない公正な資料として評価できると思います。今日の記録はいずれ正式に，会社の方にご連絡いたします。今日の調査では特に問題ないということで，部内会議に上程したいと思います。長時間ご協力をありがとうございました。

厚生省を出る頃はすでに夕方4時を過ぎていた。空は明るかった。厚生省前の日比谷公園の雨は上がっていた。雲間に少し顔を出した青空から差す日に，そよ風に揺れる木々の緑はとても鮮やかに感じられた。

9．発売に向けて（数十億か数百億か）

　昭和57年頃は，新薬の製造承認を厚生省に提出してから新薬の製造承認が得られるまでに，2～3年を要するのが一般的であった。
　この2年は私にとってセルベックスを発売するにあたり，どのようなストーリーで，どのようなコンセプトで新発売するかを考え，その根拠となるデータを集積するのに貴重な時間となった。
　一般に，10年以上の歳月と一万以上の化合物のスクリーニングの中から数百億円以上の資源を投資して，やっと新薬1品が開発できる。新薬開発は非常にリスクの大きい投資である。このことは別の観点からすると，研究開発部門にとって，新薬承認に必須な項目以外に割く時間的，経済的余力がないことを意味している。少なくともそのテーマの主担当者は新薬の承認を取得する事に全精力を集中する。
　新薬の承認申請のために必死でプロジェクトを引っ張ってきて，申請してほっとし，振り返ってみたら，その薬のストーリーやコンセプトの事など，考えてみる余裕など無かった，というのが実情である。
　セルベックスの発売見通しが立った昭和58年秋頃から，日本全国の各支店では新製品の勉強会が企画された。多くの場合，開発の経緯，動物実験，臨床研究，作用メカニズム，セルベックスの特徴および競合品との違いなどの質問があり，これにひとつひとつ丁寧に答えていく。しかし支店や営業所で行われる勉強会の中には，営業サイドからの鋭い質問が寄せられることがある。開発の経緯で研究所が努力したことは良くわかる，作用メカニズムの面白さもよく理解する。けれども，いったい臨床で具体的に，患者さんや臨床の先生にとってどういうメリットがあるのだ。さらにこの領域は画期的な新薬H2阻害剤が完全に占有している。これに対抗して，果たして本当にセルベックスを使っていただく意味があるのか？という質問や極端な場合，開発が売れもしない新薬を出してくれるから，おれたち営業にとってはノル

マばかりが上がり、むしろ迷惑をする。どうせ新薬を出すのならもっと効果がはっきりした、売りやすい、黙っていても売れる新製品を出してほしい。中途半端な新製品は営業にとって迷惑だ、という意見もあった。営業の立場からすればこのような意見も、理解できないこともない。

　私はセルベックスについてのコンセプト、アイデアの研究所へのインプット、化合物の合成、スクリーニング、化合物の選定、薬理実験、代謝、製剤、安全性試験、健常人での試験、患者さんでの臨床試験、対照薬を用いた二重盲検試験、申請資料まとめにいたるまで、約9年間、毎日セルベックスで明け暮れていたので、自分がセルベックスなのかセルベックスが自分なのか、混同するほどどっぷりセルベックスに潰かっていた。このような人間だから、セルベックスのよさも欠点も十分理解できていた。したがって販売の核になる販売方針を打ち出せる自信はあった。しかし、もしこれが開発を経験してきたプロモーターでなく、新たにセルベックスの販売プロモーターとして新規に任命された者だとしたら。おそらくセルベックスの持てる潜在ポテンシーの十分の一も発揮できないままで、商品の生命を終わってしまうのではないか、という思いが強く、背筋が寒くなる思いがした。ここでもプロモーター制の重要性を実感した。

　私はこのような状況の中、どのようにしてセルベックスの良さをまず社内の人たちに知っていただくか、さらに理解した後、プロパーの方々が先生方に自ら進んで説明したくなるようなシナリオや材料をどのように揃えたらよいか、考え込んでしまった。

　このような状況の中、私はそれまでに得られていたデータをもとに、これを発展させる形で、以下の4点の施策を実行することにした。
1) 他の防御因子強化型薬剤との差別化
2) ヒスタミンH2レセプター阻害剤との違いと併用意義
3) 医療経済
4) 一言で言える特長と森林浴

1) 防御因子強化型薬剤との差別化

　当時すでに発売されていた抗潰瘍剤の中で、セルベックスと類似する防御因子強化タイプの薬剤としてゲファルナート、グルミン、マーズレン、プロ

ミドなどがあった。しかしその作用メカニズムは、必ずしもはっきりしない。臨床医も、なんとなく効果があるようだが実感できないという状況であった。

ちょうどその頃は、内視鏡検査で胃の粘膜の組織を採集し癌の確定診断をするバイオプシー技術が広く普及していた。

セルベックスは、胃の粘膜の中やその表面を覆う粘液中の糖蛋白質を増加させる作用が動物で証明されていた。バイオプシーで得られた少量の組織を活用して、糖蛋白質を測定できれば、内視鏡による胃潰瘍の治癒過程と防御因子である糖タンパク量の推移の関係が検討できる。しかもベッドサイドでバイオプシーすれば、特に設備や特別の技術を必要とせず測定できる。このような方法はないかと考えた。

当時糖タンパクの定量は、1メートル以上のカラムで、調整サンプルを長時間流して定量する方法を用いて研究が行われていた。私はこの領域の第一人者である北里大学のH教授と相談して、10センチほどのミニカラムを開発することを提案した。また定量に必要な試薬をキット化して、臨床現場で担当医が素早くデータを出せる方法を確立すべく検討を依頼した。エーザイ筑波研究所の薬理部門のリーダーであったMおよびOを北里大学に派遣し、技術の習得をしていただいた。一方、糖タンパク測定のためのミニカラムキットを各大学の研究者に配布し、興味を示していただいた臨床の先生方を筑波研究所に招いて、技術習得のための講習会を開いた。北里大学のH教授に講演をお願いし、実技はMとOが担当した。

私もこの講習会を機会に糖タンパクの分析方法を体験した。私は現場主義というか、臨床現場で直接患者さんの意見を聞くことを重視した。同様に、重要と思われる研究、特に薬理実験、毒性試験、代謝研究、製剤研究などで急所と思われる実験には立ち会うか、一緒に研究の手伝いをさせてもらうか、自分で体験させていただくことにしていた。これにより、実験方法の問題点や効果の手ごたえが実感できた。さらにこの体験は、各大学の臨床の研究者と話し合うときに、具体的な実験条件についても論議することが出来、臨床研究者の信頼に繋がる事が多かった。

この講習会は延べ数回、2年にわたり行われ、日本全国で数十名の若手医師が技術を習得された。このような地味な研究サポートにより、胃粘膜の防御機構の研究がいくつかの大学で行われやすい素地を準備っすることに繋がったので、その後、セルベックスを発売した時に、セルベックスの特徴を臨

床研究で浮き立たせる結果になった。さらに臨床と基礎研究をつなぐ形で，胃粘膜防御因子の研究を促進する事に繋がった。

2) ヒスタミンＨ２レセプター阻害剤との違いと併用意義

当時ヒスタミンＨ２阻害剤の出現により胃潰瘍の胃の痛みなどの自覚症状を速やかに取ることが出来るようになり，胃潰瘍の治癒の促進に関しては画期的な進歩がもたらされていた。すなわち「シメチジン」をはじめとするヒスタミンＨ２受容体阻害剤の登場は胃酸分泌の刺激調節機構の解明に大きな貢献をもたらしたのみならず，臨床においても潰瘍の薬物治療に画期的進歩をもたらした。従来の胃潰瘍の治療では8週間の投薬で60％〜70％の治癒率であったものが，「シメチジン」では90％，自覚症状の消失は100％といわれていた。

しかし欠点もあり，「シメチジン」の投与を中止すると1年以内に約70％の人が再発する。これは高い再発率であった。私はここに着目した。消化管の細胞は3日〜1週間の短期間で入れ替わり再生されるので，胃酸分泌を長期間抑制した結果，これに見合った酸に対する抵抗性が弱い胃粘膜が再生したのではないかと考えた。

「シメチジン」の連続投与が胃粘膜の抵抗性に与える変化について，基礎研究を徳島文理大学のＧ助教授に依頼した。当時潰瘍の再発は臨床的に大きな問題であり，そのメカニズムに興味を持っておられたＧ助教授には快く研究を引き受けていただいた。

1日2回「シメチジン」あるいはセルベックスを5日間連続投与した後，薬物投与を中断した。

その後28時間絶食し，インドメタシン（これは胃の粘膜に障害を与える作用が知られている薬剤）を投与する。その5時間後に胃を摘出し胃の粘膜病変を観察した。その結果「シメチジン」がインドメタシンによる潰瘍を悪化した。一方セルベックスは潰瘍を抑制した。さらに「シメチジン」にセルベックスを併用することにより，「シメチジン」による潰瘍の悪化は防止された。これはセルベックスが，「シメチジン」による粘膜の抵抗性の減弱を防御することができたことを示している。それ以前，胃の粘膜の抵抗性と潰瘍再発に関する実験モデルはなかった。この研究は新しい潰瘍再発実験モデ

ルの構築という重要な意味を持っていた。「シメチジン」の反復投与によりラットの胃粘膜の抵抗性は弱まるが、セルベックスを併用することにより防止された。このことは本来生理的に必要な胃酸が，強力に抑制されたことにより、これに見合った胃粘膜が再生されることを意味しており、その後このコンセプトは「粘膜適応：ミューコザルアダプテーション」という概念に集約されてゆく。さらにこのデータから，臨床で「シメチジン」にセルベックスを併用することにより投薬終了後の再発が少ないことが期待される。その後のセルベックスの抗潰瘍剤の中での位置づけ、方向性を確立する重要な基礎データであった。

3) 医療経済

　当時シメチジンは発売されたばかりで，劇的な治療効果と自覚症状の改善に加えて，手術をしないで潰瘍をコントロールできるということで，手術費用や入院費用がセーブできるという医療経済の観点からもその効果は高い評価を得ていた。

　このような状況にあって、セルベックスにおいても医療経済の観点から評価できないかと考えた。

　ここで着目したのは、胃潰瘍が薬物療法でいったんは治癒しても、投薬を中止すると再発しやすい疾患であるということである。特にシメチジンの場合1年以内に約70％の人が再発する。これに対してセルベックスの場合は1年間の再発率はおよそ35％であった。すなわち早く治癒しても、すぐ再発するのであればこれを長期的に医療経済の立場から見た場合に、シメチジンが決して有利とは言えないという観点であった。

　この趣旨を当時経営管理部所属の内藤晴夫現エーザイ社長に相談した。大変に興味を持っていただき、協力をいただいた。内藤社長の紹介で、中央大学経済学部F教授、東京大学S教授、中央大学経済学部T教授からご指導を得られることになった。さらに医学専門家の立場から、北里大学S助教授のご指導をいただいた。またエーザイの統計の専門家T氏の協力を得て、約8カ月にわたり勉強会を数回にわたり行った。この成果は「Health Policy」というこの領域では一流誌といわれる雑誌に1985年アクセプトされた。

　その論文の要旨は以下のとおりである。

胃潰瘍を治癒と再発を繰り返す長期モデルとしてとらえ，胃潰瘍に対する薬物療法の費用便益分析を行った。
　　(1)分析対象の薬物療法として従来治療法（A），シメチジン療法（B），セルベックス療法（C）を選定した。
　　(2)文献値より胃潰瘍の特徴は治癒と再発を繰り返すこと。また再発は30代から50代が高いとした。
　　(3)文献値より治癒率はB法，C法，A法の順に高い。しかし1年間の再発率が少ないのはC法，A法，B法の順であった。
　　(4)治癒と再発を繰り返す胃潰瘍の特徴を導入した数学モデルを設定し，シミュレーション分析によって，10年，20年の期間で上記3種の薬物で治療した結果，手術に至る確率と費用を比較検討した。
　　(5)30歳で初めて潰瘍になった人の，30年後の手術に至る確率はA法52.2％，B法91.8％，C法35.3％であった。
　　(6)治療開始後3-4年以内においてはB法が最も費用が少なくて済むが，これを超えるとB法はC法に比べて急速に費用が増大する。10年後の比較ではB法はC法の90％増となる。
　以上，胃潰瘍について薬物療法の費用分析を行った。シメチジン（B）は劇的な治療効果を持ち，その結果は顕著な費用削減効果を持つとされてきたが，それは無視してはならない潰瘍の特徴（治癒と再発を繰り返す）を考慮していない，短期モデルでの結果と考えられた。胃潰瘍の特徴を盛り込んだ，長期視点に立ったこの数学モデルとシミュレーション分析の結果によると，長期的にはC法が経済的に最も大きな費用削減効果を持つことが明らかとなった。さらにわれわれのモデルは胃潰瘍の薬物療法の評価以外にも，治癒と再発を繰り返す他の疾患の治療法の評価にも応用できると考える。
というものであった。

4) 一言で言える特徴と森林浴

　申請から約2年，昭和59年の10月にセルベックスの製造承認がおりた。いよいよ発売になる。果たして売れるだろうか？不安と期待が入り混じっていた。
　私はそれまで研究開発は長く担当したが販売についての経験はまったくな

かった。そこで，私の現場主義が頭をもたげてきた。発売を 2 ヶ月先に控えて多忙を極めていたが，あえて 1 週間時間をとった。第一線の営業マンはいったいどんな状況で宣伝活動を行っているのか，現場の勉強をしてみようと思った。入社して 5 年の若いプロパーにお願いして，カバン持ちの形で同行させていただいた。

それまで大病院や大学病院の医局で多くの先生方を集め，セルベックスの説明をする機会は多かった。がその時は説明する時間は 30 分～1 時間，または先生方も 10 名，多いときには 30 名以上にも及ぶことがあった。しかしプロパーの後ろについて同行てみると全く様相が異なっていた。

話しかけようとする先生が忙しそうに仕事をしておられる，その間隙，そのわずかな時間をねらって，「今度の研究会の案内状を持ってきました。今度発売するセルベックスをよろしく」程度である。または廊下ですれ違う数秒の間に「シメチジンとの併用よろしくお願いします」

まとまって担当の製品の説明をするということは，ほとんど不可能に近い状況が多かった。新製品の開発者として説明するのと，まったく状況は異なる。しかしセルベックスを広めてくれるのは彼ら，プロパーである。彼らが説明しやすい，使ってみたい道具立てを準備する必要があった。

そんな状況から，セルベックスの特徴を一言で言いあらわすキャッチフレーズを考えなければいけないと思った。

また商品説明にしても，一口メモ，3 分，5 分，10 分，30 分，1 時間用と与えられた時間に対応した説明資材を作ることにした。

当時，胃潰瘍の再発が臨床的な最大の関心事であり，これに関連したデータが得られていたことより，セルベックスのキャッチフレーズは「抵抗性の強い胃粘膜を再生するセルベックス」とした。

次にセルベックスの 1 口メモとして，以下の説明を用意した。

胃潰瘍は，胃粘膜組織の防御能が低下していることが病態の特徴です。
セルベックスは胃酸分泌や運動に影響しないで，胃粘膜組織を修復強化し抵抗性の強い胃粘膜を再生します。粘性の高い粘液の分泌を促進し，潰瘍面を覆い，酸，ペプシンからの攻撃を防御します。したがってセルベックスは即効性というよりはむしろ継続投与により，安全にかつ着実に潰瘍の治癒を促進するので，再発を低減させることが期待されます。またＨ2阻害剤と

の併用は，治癒をより完全なものとし再発の抑制が期待できます。

　セルベックスの3分間用としては以下のような説明を用意した。

　抵抗性の強い胃粘膜を再生するセルベックスの説明をさせていただきます。
　セルベックスの主成分はテルペンで，あの森のすがすがしい香りの成分です。生物は海で誕生し，人類は森に守られて進化したといわれております。
　しかし近年都市化により，私たちは，森から隔絶した世界での生活を強いられているわけです。そうしますと，いろんなストレスを直接受けることになります。このストレスと最も関係の深い疾患のひとつに胃潰瘍があります。胃潰瘍は胃粘膜を攻撃する攻撃因子，塩酸やペプシンの胃粘膜を破壊する力に対して，粘膜を守る防御能が低下している状態と考えられております。
　最近の研究により，胃の粘膜を持っているバリアーが2つあるといわれています。
　第一のバリアーは，胃の粘膜の表層を覆っている粘液です。セルベックスは粘性の高い粘液を分泌して胃の粘膜を守ります。
　第二のバリアーは，粘液とその下の粘膜の間にある燐脂質です。この燐脂質は胃液を近づけない，いわば胃粘膜の防水加工の役目を果しております。セルベックスはこの燐脂質の分泌を促進いたします。数多くある胃潰瘍の薬の中で，この2大バリアーの両方に作用することが確認されているのはセルベックスだけです。
　セルベックスの臨床的な特徴は4つあります。
　消化管の生理的な機能を乱すことなく，
　第一に大きい潰瘍，老人性の潰瘍，再発潰瘍などのいわゆる難治性の潰瘍に優れた効果を示します。
　第二にセルベックスは8週間の投与で治癒率にすぐれ，かつ投薬終了後の再発が少ないということです。
　第三には潰瘍の治療中にしばしば現れる悪心，便秘などの自覚症状の改善に優れているということです。
　第四に最近話題を呼んでおりますH2阻害剤シメチジンとの併用により，その後の再発率を下げ，かつシメチジンからの離脱を容易にするということが期待されます。

以上抵抗性の強い粘膜を再生するセルベックス，あの森のすがすがしい香りを主成分とするセルベックスをどうぞお試しください。

当時森林浴という言葉がしばしば使われ，緑のシャワーを全身に浴びながら，健康を回復しようという，自然回帰の社会の流れがあった。この森林浴の活性本体はフィトンチッドと呼ばれ，テルペンという揮発性の物質であった。セルベックスもこれと同じテルペン系の化合物であった。私はこの点に着目し，森林浴やフィトンチッドの提唱者である共立女子大のK教授を訪問した。

森林浴の主成分であるテルペン系の化合物で，医薬品のしかも新薬として承認されたばかりのセルベックスがあること，またその作用メカニズムについて説明した。

K教授はちょうど講談社のブルーバックスに「植物の不思議な力，フィトンチッド」というタイトルで原稿をほぼ書き上げられたところであった。いろいろ話をするうちにK教授は，テルペンが人に具体的に効果を示す事例をちょうど探しておられる状況であった。

今書き上げた本にスペースを開けるので，是非セルベックスの話を少し加えてほしいということになった。

私は以下の文章を挿入していただいた。

「フィトンチッドとしてのテルペン系の物質に胃潰瘍の治療効果があり，最近新薬として承認された。胃は食物を消化し，混入してきた雑菌を殺菌するために，塩酸やペプシンを分泌している。胃潰瘍は本来取り込んだ食物に作用すべき塩酸やペプシンが自分自身の胃の粘膜に作用して，傷ができた状態である。そして，胃酸を中和したり分泌を抑えたり，ペプシンの働きを阻害したりする物質が胃潰瘍の薬として開発されてきた。ところが，テルペンにはそうした対症療法的な作用はないが，胃の粘膜細胞の表面における糖蛋白質の生合成を高め，粘液分泌を高める効果を持つことが最近明らかにされてきた。この糖蛋白質は本来塩酸やペプシンから胃自身が消化されないように守っているものである。つまりテルペンは人間の内部環境全体の連鎖を乱すことなく健康回復していく効果を持っているわけである。−以下略−

さらにこのブルーバックスに帯をつけ，「フィトンチッドとしてのテルペ

102   9．発売に向けて

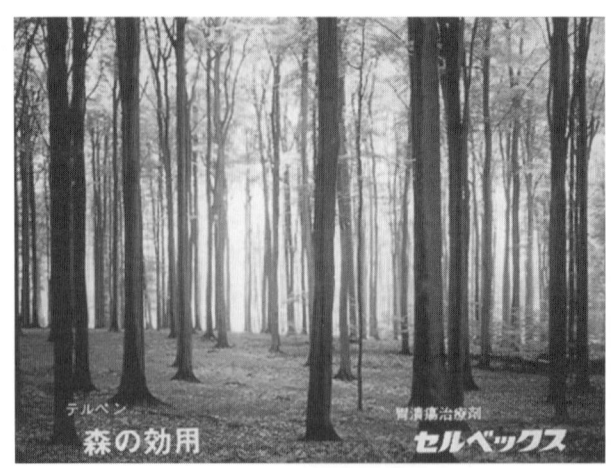

図14　セルベックスと森林浴
（筆者が好んで用いたスライド）

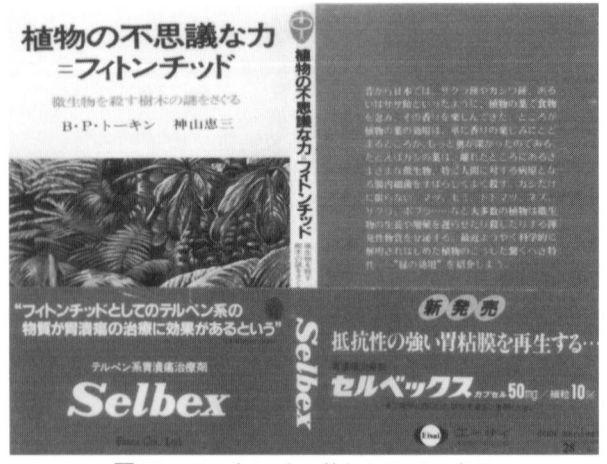

図15　フィトンチッドとセルベックス

ン系物質が胃潰瘍の治療に効果がある」，さらに大きく「抵抗性の強い胃粘膜を再生するセルベックス」と赤地に白で大きく見出しをつけた。この本を買い取りプロモーション物として配布した。1冊，当時520円という比較的安価な本ではあったが，発売当初から各方面で話題を呼び，順調な販売の売り上げを示していた。またこの本と並行して森林浴の缶詰（森の香を封入した）などの配布も行った。

セルベックスは発売初日に10億円出荷された。

当時としては順調な滑り出しであった。

10．胃炎の適応追加

昭和60年になるとセルベックスの新発売で基礎や臨床研究の論文化，宣伝資材，パンフレットの作成，教育資材，説明書，ビデオの作成，さらには支店プロパーや学術担当者への説明，支店勉強会の講師などの業務をウイークデイにこなし，さらに毎週，土曜日，日曜日はセルベックスの研究会や説明会で，日本全国の支店を回ることが多くなった。ほとんどの場合，その地方の大学の重鎮といわれる先生が座長をされ，胃潰瘍，十二指腸潰瘍の専門家の講師を招いて研究会が開かれる。私はその中でセルベックスの基礎および臨床に関する説明に30分〜1時間をいただいた。北は北海道から南は九州まで，毎週のように開かれる研究会へ出かけていった。

当時新製品の発売促進費として私は約10億円の予算をいただいていた。当時エーザイの場合，この費用はプロモーターが決裁権を持っていた。本社の各部門，日本全国の各支店から送られてくる稟議書は2週間で机の上に積み上げると1メートルにもおよんだ。

各支店のプロパーは自分が担当する病院で企画する研究会の予算を取ろうと，プロモーターに事前に電話連絡をしてくる。

広島支店での研究会のときであった。期変わりの予算の閉め日が近いこともあって，事前に了解を取ろうと集中して電話がかかった。支店の電話回線がパンクしたという事態に陥ったのには驚いた。

研究会でセルベックスの話をしたあと，懇親会があると支店長をはじめ所長，課長，多くのプロパーが次々に集まってきて，その地区におけるセルベ

ックスの企画の提案があった。

　毎日の睡眠時間は4時間足らず，土曜日も日曜日もない日が半年以上も続いた。各支店，研究会でいつもセルベックスの同じような話をし，各支店から送られてくる稟議書に目を通す時間もなくサインをして，次から次へと際限なく仕事が押し寄せる。こんな日々の連続に，いったい自分は何をしているのだろう。一向に静まりそうもない仕事の洪水に，こんな事，後どれだけ続けるのだろう，新しい文献など，数ヶ月も目を通していない。いったい自分は意味のあることをしているのか，不安で多忙を極める毎日であった。少なくとも当時の私にとって達成感や充実感はまったくなかった。

　しかし今改めて振り返ってみると，この考える暇もなく，多忙を極めた頃の自分がもしかしたら一番充実していた時期であったのかもしれない。

　昭和60年の秋，私は福岡支店でパンフレットの最終校正をしていた。文字が細かいことに加えて背景が薄い緑色であることも関係して，小さな活字が読みづらく何回か目をこすった。しかしすぐに見辛くなる。さらにいつもより少し暗く感じられる。また肩から首に掛けてパンパンに張っていた。これが肩こりというものだろうか。そんな事を考えていたら，胃袋の下のほうからモヤモヤした生暖かい感じがこみ上げてきた，と思ったらいきなり校正中のパンフレットに胃液を吐いてしまった。

　その日は仕事を中断して，ホテルで休んだ。次の日はまだむかむかするので福岡支店の近くの消化器内科の診療所を紹介していただいた。

　すでに診察室では，患者さんと担当医が話声が聞こえる。「先生この風邪薬いいのですけど，胃がむかむかするのです。むかむかしないようにする薬はないんですか」という会話が聞こえてきた。

　そのドクターはセルベックスの研究会にも参加いただいていた内科医であった。結局私はシメチジンとセルベックスを処方していただいた。

「風邪薬で胃を荒らす患者さんも多いですか？」

「非常に多いです。高血圧，糖尿病，抗生物質などの多くの薬が胃を荒らしますよ。セルベックスのように胃の生理機能に影響を与えない薬剤は，もし胃炎の適応が取れれば多くの胃を荒らす薬剤と併用すれば患者さんに喜ばれると思いますよ。」

　私はセルベックスの次のテーマはこれだと思った。

私は以前シメチジンとの差別化の研究を依頼したことのある徳島文理大学G助教授に相談した。

　G助教授は胃に障害を与える多くの薬剤が，胃出血を起こすことに着目し，胃を入り口と出口で縛り，胃還流液中に漏出してくる赤血球数を測定することにより，薬物の胃障害の程度を評価する新しい実験モデルを開発した。このモデルを使って胃粘膜障害があるとされるいくつかの薬剤を選定し，胃出血を定量的に評価できることを確認した。これでセルベックスの抗胃炎作用を評価することができる。

　研究結果は以下のとおりであった。

　拘束ストレス下にラットに胃還流を行うと，還流液中に赤血球の漏出を認める。インドメタシン，アスピリン，胃粘膜からの出血を促進した。セルベックスは経口投与によりこれら薬剤による実験的胃炎を改善した。

　これらの基礎データは，セルベックスの臨床で得られる胃炎の改善効果を裏打ちする証明として，大きな役割を果たした。さらにこの方法は胃障害を示す多くの薬剤をスクリーニングする新しい評価方法として，日本薬学会第106回年次大会で発表されかなりの反響をもたらした。

　当時すでに発売されていたシメチジンの勢いはすさまじく，年間売る上げ300億円を突破していた。これを考慮して，セルベックスの適応症として胃潰瘍を考えたときは，単剤での効果よりも，むしろ当時画期的な胃潰瘍の薬として世界にその名を轟かせたシメチジンとの併用により，その欠点とされる再発を補うことができるという位置づけで，プロモーションを展開した。

　また次の適応症として胃炎を考えた場合，胃炎として自覚症状が認識されるのは，多くの場合風邪薬あるいはリューマチ，糖尿病などの薬剤を服用することが引き金となることが多い。セルベックスを，これらの薬剤の副作用を軽減する薬剤，さらには副作用を心配しないで十分量の治療を可能にできる薬剤として位置付けることは出来ないだろうかと考えた。

　私はセルベックスに対し「内助の功の薬」というキャッチコピーを考えていた。

　従来は胃炎，胃潰瘍，十二指腸潰瘍は消化性潰瘍という概念に含まれる疾患としてとらえられていたが，この頃になると，別々の疾患としてとらえられるようになっていた。したがって胃炎の適応症を取るためには，別の疾患であるので新たに臨床研究で有効であることを証明しなければならなかった。

事実いくつかの薬剤は胃潰瘍，十二指腸潰瘍に限定して適応症を有している薬剤もあった。

一方このことは，胃炎，胃潰瘍は別の疾患であるので，セルベックスが胃炎に対して有効であるという証明があれば，それは新しい応用を発見したことになり特許性があると考えた。

このような観点から動物実験で薬剤性胃炎に優れた効果が得られた事に加え臨床研究により所謂急性胃炎や薬物性胃炎など胃の慢性炎症の改善に効果が得られた事から，私と当時私の助手を務めてくれていたT氏の二人が発明人となり特許を出願した。

その後セルベックスの胃炎に対する特許性に関して論議を呼び，長年にわたり特許論争を引き起こした。結果的には特許性が認められて，もともと公知化合物であるセルベックスの特許性を長く保持させる事になる。ちなみにセルベックスの胃炎の特許は2005年7月4日まであった。

このような経過の中，セルベックスは1985年の発売以来順調に売上げを伸ばしていった。薬価ベースで1987年には年間80億円，1988年に胃炎の適用追加が承認されたことで，飛躍的に売り上げは増加し，1989年には250億円，1992年には約500億円，その後もさらに売り上げを伸ばし一時期年間売り上げ約700億円を売り上げた。

1995年の夏であった。母が猫に足を嚙まれて，化膿し入院をした事があった。私が見舞ったとき抗生剤の点滴の治療を受けていた。「先生が，息子さんが作った薬を入れとく，と言っとんさったけど，どれをあんたが作ったんやね？」と私に薬袋を手渡した。消炎鎮痛剤と一緒にセルベックスの細粒が処方されていた。「この粉薬かね，これちょっと甘くて，のみやすいよ」ちょうどその時，病室のドアを開けて大学生になっている次男が見舞いに現れた。「おんなじ薬，風邪薬と一緒にもらって，今のんでるよ。ほら」とセルベックスの細粒をポケットから出した。「その薬お父さんが作ったんやと」「ほんとー」

私には忘れられない思い出である。

その後競合新製品や薬価改定により価格は安くなり，売り上げは低下した

とはいえセルベックスは，2005年度も年間約200億円を持続しているモンスター商品である。

VI. 膵炎治療剤（E-3123）の失敗

1. 二重盲検試験覚書

　1997年9月，私はセルベックスの胃炎の適応追加の申請を行った。申請はすでに3回目で新規の申請と異なり適応追加であり，さらに1名の新人Aを助手として配属いただいた事もあり，新薬申請に比べれば特に障害は少なかった。それでも申請前約1ヶ月間は申請資料取りまとめのために会社に泊り込む事もあった。
　厚生省に書類を届け，会社に帰ってくると机の上にメモがあり，人事部に来るようにとの伝言であった。
　つくば研究所の研究企画を強化したいので，10月から筑波研究所に異動するようにという辞令であった。まったく急な辞令であった。今申請して厚生省から帰ってきたばかりなのに，なぜ？本当に研究企画を強化したいのだろうか？

　その後2年6ヶ月筑波研究所で消化器領域の研究企画を担当した。研究企画では，研究所サイドの技術やアイデアあるいは文献情報をもとに薬のアイデアを出すという方法がごく自然におこなわれていた。私自身は少し考えが異なり，臨床現場の要望を満たすために研究所の技術，アイデアを活用してゆくという視点がより重要と考える様になっていた。
　研究所の創薬アイデアのインプットの主流は，海外の一流学術雑誌，学会発表，特許情報で脚光を集めているが，国内ではあまり広く行われていでない研究の改良，特許回避が主流であった。研究所内で1年の大半を過ごし外部に出ることは少なく，ベッドサイドを訪問する事などない研究者にとって，現実の患者さんの要望や病状の実感はほとんどない。
　研究者にとっては海外の一流の製薬会社や，権威ある大学の先生の発表を

中心にすえて研究するほうが楽であった。そのほうが自分自身の権威付けになるのに加えて，失敗したときに，あの大会社の一流の研究陣でもうまく行かなかったという免罪符にもなるからである。

私自身は臨床現場に軸足を置き，臨床現場の問題解決の手段として研究所の技術を活用すべきであると考えていた。しかしこの考えは大学の修士課程や，博士課程を卒業して研究所にストレートに入所した研究者や，研究所の中だけで10年以上生きてきた人たちにとって理解しがたかった。

当時新しい研究テーマとして「嚥下障害を改善する薬」が検討されたことがある。高齢化社会の到来により今後これに悩む患者さんは増加し，加えて現在よい薬剤はない。文献調査，特許調査，社外専門家の意見（嚥下中枢の専門家），薬理，安全性，製剤，の専門家に加えて，市場調査担当から成る検討グループが結成された。まず生理的に嚥下がどのようなメカニズムで起きているか知るための勉強会が始まった。

私はある老人病院の看護婦長さんに依頼して，病院での嚥下障害の実態を報告してもらった。「嚥下障害の老人は多いが，実際の対処法はとろろ芋や葛湯に食事や薬を混ぜれば90％は解決します」であった。この新しい研究テーマは即中止となった。

私にとっては，研究企画の2年間の間にそれまで臨床研究推進でお知り合いになった多くの大学や病院の担当医師ともだんだん疎遠になっていくのが残念であった。多くの優秀な臨床研究者との人脈は，エーザイにとって，また私にとっての貴重な財産である。

私は当時の開発部門担当役員O氏にお願いして，再び臨床開発に1990年4月にもどっていた。私自身思い込んだらほかの人の意見を聞かない頑固なところがあり，特に目上の人と対立する事が少なくなかった。こんな所は美濃輪中で育った輪中根性が染み付いているのかもしれない。こんな中にあってO氏は私が最初についた上司T氏と並んで私の良き理解者であり，私の仕事のスタイルを応援してくれていた。

私が開発に戻って，「二重盲検試験覚書」を提出しようと考えたのは，つくば研究所で研究企画を担当している2年6ヶ月の間に，いくつかの臨床開発テーマが連続して中止になっていた事がきっかけである。このような状況にあって，これを立て直すためO氏は開発部門担当役員として指揮を取っ

ていた。

　当時GCPの本格施行を控えて，エーザイでも臨床開発機能をプランニング機能とモニタリング機能に分けて，組織強化が行われていた。この組織改変方針は少なくとも日本国内にあっては変化を先取りした最新の画期的な組織改変方針であった。

　私が察するところ，この方針は正しかったが，人材育成がこれに追いついていなかった。プランニング担当はいかにプロトコールを手際よく提案するかに意識が向いていた。先行競合品のプロトコールをまねて，これを少し修正したものが多かった。自分が担当したテーマの作用特性を中心にすえて，その強みを余すことなく発揮させるため，作用特性にフィットした患者層を切り取って適応症を決めてゆくためのプロトコールという考えとはほど遠いと感じられた。

　さらに悪いことにはモニター担当は，いかに早く症例を確保し，早くノルマをこなしていくかが最大の関心事になっていると思われた。治験に組み込まれた患者さんがプロトコールに定められた条件によく適合しているかより，いかに早く多くの症例をスタートしてノルマをこなすかが，意識の中心を占めているように思われた。

　これでは，極論すれば，方向を見定めないで闇夜に鉄砲を撃ち，当たるかどうかは結果まかせという状況に近い。

　私はO氏の組織改変方針を踏まえながらも，プランニング機能とモニタリング機能を統合，実践できる中間管理職がいないと思った。自分は幸いにもいくつか新薬開発の成功体験がある，この経験を土台にして，出来る事なら自分がその役割を果たしたいと考えていた。

　そんな状況から，臨床開発部門の再教育が急務と感じていた。しかもその教育は過去にこうであったというのではなく，現在進行中のテーマで今自分が推進しているテーマをモデルにするのが良いと考えた。しかも臨床研究の最終判決とも言うべき二重盲検試験が良いと考えた。しかもその結果が出る前に，その結果を予測し，事前に示し自分の考えや判断が正しかったかどうかを実際に現在自分が担当しているテーマを事例にしたトレーニングが良いと考えた。これは私にとってみれば失敗すれば信用をなくすかもしれない危険な事ではあった。しかし，この方法は必須の条件と考えた。なぜなら結果が出てしまった後，これを後付けで説明するのでは意味がない。何より研究

開発の日々の仕事はそのテーマがこの先がどうなるかわからない状況での判断の連続であるからだ。

結果をどのように予測し，その予測が当たる確率をあげる事は研究開発の効率そのものであるからだ。

過去にこうであったというのではなく，現在自分が担当している膵炎治療剤を例にとってこれをひとつのモデルと考え，臨床研究の最終判決ともいうべき二重盲検試験の結果が出る前にその結果を予測しこれを数字で提示し，自分の考えや判断，さらに対応が正しかったかどうかを事前に示すのが良いと考えた。そしてもし自分の考えや判断，さらには対応が正しかったら，これを材料に「臨床研究のあり方を考える」勉強会を企画したいと考えた。

私は膵炎治療剤の二重盲検試験を1年前，1990年にスタートしていた。

二重盲検試験の開票を控え，私は上司O氏に覚書を提出することを決意した。覚書といっても数十ページに及ぶ報告書であった。これは二重盲検試験の開票直前に自分が担当した試験の経過をまとめ，どのような二重盲検試験の結果が出るかを事前に予測するものであった。

私は1991年6月24日，上司O氏に「二重盲検試験覚書」を提出した。それは膵炎治療剤の二重盲検試験の開票前日の事であった。

以下に，この覚書に従い当時私がどのようなことを考えていたか述べることとする。

E-3123の二重盲検試験覚書

2年半筑波で研究企画を担当している間に開発部は相当変化しました。その変化は以下の3点に要約できると思われます。

1) GCPの本格実施に対応してモニタリング機能の充実とプラニング機能の独立
2) 研究所から送り出されてくるシーズ先行型のテーマの増大
3) 業務部の設置と組織運営の強化

今の開発部にとって，上記1，2，3に対応した臨床研究のよりよいあり方は何かということは重要だと思います。

昨年7月に膵炎治療剤のテーマの二重盲検試験をスタートするとき，この担当テーマを試金石として自分の考えていることが正しいかどうかを確認し

てみようと思っておりました。

　幸いにも私は過去4回二重盲検試験を行い，いずれも良好な結果に恵まれるというハッピーな体験をさせていただいております。たまたま良いテーマだったからとも考えられますが，私なりにその時々に創意工夫をして臨床研究を推進いたしました。この創意工夫は独自で行う事が多く，担当テーマにより状況は異なるので共有される事は少ない状況です。またその成功は，すべて過去のテーマであり，現在のテーマには通用しないのではないかという考えもあります。従ってここでは，今進行中のテーマでどこが問題で自分なりにどこで創意工夫を凝らしたか，良い点，反省すべき点をまとめ，さらに二重盲検試験の開票の結果が出る前にどのような結果が出ると予想できるかこれを前もって推定し，どこまでその推定が正しいか実際進行しているテーマでこれを検証してみたいと考えました。

　そしてもし良い結果が出て，私が考えている事が見当はずれでなかったなら，開発部内でこの考え方，進め方を共有するために「臨床研究のあり方を考える」勉強会を企画させていただきたいと思います。

2．初期第二相試験

　このステージでは特に重要な点は基礎，Phase I，競合品のデータをありのままに，素直に見ることです。

　あまりにも当然のことですが意外に盲点になっていると思います。担当テーマは膵炎の適応を目指したテーマとして進行してきました。従って膵炎の薬として扱われることが多いのですが，実はこれが問題です。基礎，Phase Iのデータをそのまま素直に見るならばこの担当テーマはトリプシン阻害剤であると考えるべきです。

　先行品はこの作用を膵炎やDICという適応に応用したにすぎません。

　さらに言うならばこのように適応症に正確に対応した薬などというものは存在しません。またこの適応症も非常に流動的だと思います。

　今から30年ぐらい前は胃炎，胃潰瘍，十二指腸潰瘍にほとんど区別はなく，従って治療はほぼ同一でした。20年ぐらい前に胃潰瘍，十二指腸潰瘍に分けられ，10年ぐらい前から胃炎，胃潰瘍，十二指腸潰瘍は個別の疾患

として扱われるようになりました。従って治療法もこれに対応して分化しました。時代と共に病態が変わったこともあるでしょうが，疾病を区別する直前と直後で急激に病態が変化したはずはないと思います。

　言いたいことはその薬剤の持つ薬理作用や代謝特性に対応して，その薬剤の適応領域（患者層）が決められるべきだということです。さらにこの考えを進めるならば，自分の担当したテーマに最も適した患者層を抽出し，テーマのコンセプトにあった適応症を創出してゆくこの過程こそが臨床開発そのものであり，重要なプロセスであると思います。自分の担当したテーマの本質は何かを考え，この本質を最も生かすことが出来る患者層を切り取ること，これが重要だと思います。先行品，競合品はその参考に過ぎないと考えるべきだと思います。

3．後期第二相試験

　二重盲検試験に下駄を預けてはいけないと思います。
　「二重盲検試験は客観的評価方法であり，早めにこの方法で担当薬剤を評価して結論を出そう」これは確かに一面正しいと思います。しかし不適切な方法でこれを行えば誤った結論を早く出す事になります。問題はどのような条件で二重盲検試験を行うかということです。
　その薬剤の作用が発揮できる条件で評価しなければ，薬効の評価はできないということとです。
　成るような条件が整ったときに初めて，成るのだと思います。以下に今進行中の臨床研究の経過を述べます。
　本剤は1回投与0 mg，2.5 mg，5 mgの二重盲検用量比較試験です。動物実験の結果から，2.5 mgはトリプシンという酵素をやっと阻害する用量，5 mgは明らかに阻害する用量として設定しています。もちろん試験内容を患者さんに説明し患者さんの同意を得る事。さらに必要に応じて膵炎治療剤を使用できる様に計画されています。
　一方，ERCPという膵臓の病気を診断するための検査法があります。膵臓を映し出すための造影剤を膵液の分泌に逆らって注入して，膵臓を映し出し診断する方法です。このときに膵臓の酵素であるトリプシンが組織，血中

に漏れ出します。漏れ出したトリプシンが周りの組織を消化する事があります。事実 ERCP 後に急性膵炎を発症する事があります。これを防ぐために ERCP を行った直後に，トリプシン阻害剤を注射して，膵炎の進展を止める治療が行われます。この ERCP 検査を予定している人を対象に 0，2.5，5 mg の各群 50 で合計 150 例の計画を立てました。先行品が合計 120 例で良い結果を得ており，先行品より活性の強い本剤は，机上の計画では，症例数も十分で問題ない計画でした。

1 回目の失敗

　この二重盲検試験をスタートしてから 3 カ月たった，10 月も終わりの頃，半数以上の病院が治験を開始し始めた時期です。測定する酵素は施設間のばらつきを防ぐため，一箇所の測定機関で測定するように外注しておりました。外注先には，測定結果を各病院へ返送する前にファクスで私まで送るように事前に依頼してありました。

　測定が確実に正しく行われているか確認するためです。外注先から送られてくる酵素のデータを毎日グラフにプロットしていました。

　本剤はトリプシンという膵臓の酵素を阻害するので，血中のトリプシン活性の上昇が本剤投与によって抑制されるはずです。しかし最初 20 例ほどをグラフにプロットした時に，大変なことに気がつきました。2 時間値（ERCP 施行後 2 時間目で血中トリプシンが上昇する。この上昇を E-3123 が抑制する）が正常範囲である 400 以下の症例が 20 例中 11 例あり，しかもそのほとんどが前値に比べ 2 時間値もほとんど上昇していません。さらに同一組の 3 症例のいずれもまったく上昇を示していない組が 2 組ありました。この試験は膵酵素の上昇の程度の差で本剤の効力を評価するわけですから，膵酵素が上昇しない条件でいくら試験を行っても差は検出できないことになります。

　この原因はすぐわかりました。

　ERCP を行う場合の「十分膵管が造影された患者」という対象患者の条件が，十分担当医に理解されていなかったのです。研究会に出席された各病院の担当医は医局長，講師以上の代表医師で，実際に臨床研究を担当する医師は研究会に出席していないもっと若い医師が多いのです。これが現実の姿でした。

外注先に送られてくる試験管のうち組み番，氏名のイニシアル，日時，施設名，担当医師名など記入すべき事項が全て記入されていたのは全体のわずか20％に満たない状況です。もちろん電話で病院に確認し記入しました。

しかしERCPの治験はどんどん進行し，すでに目標150に対し60例以上が終了しておりました。

上記状況を踏まえ私は以下の3点の対策を講じました。

1：モニター担当者に，十分に膵管が造影された患者で治験を開始することを再度強調した。
2：特に多数の症例が期待できる病院の主要な担当医には，私自身が直接説明に行くか，これができない場合は直接電話で状況を説明した。
3：目標症例数を150例から180例以上と上方修正した。すでにスタートした60症例の約半数の30例は十分に膵管が造影されておらず，評価から除外になる可能性が強い。

2回目の失敗

平成3年1月夜10時ごろA大学の担当医の先生から電話があった。

担当医：今回のERCPの試験は難しいんじゃないですか？
　　私：どうしてですか？
担当医：実はERCPを行う予定の患者に同意が得られなかったので，市販のFUTという抗トリプシン剤を投与して酵素の動きを見たのです。そうしたら薬剤を投与しないときの値と変わらないのです。
　　私：先生すみませんが少し状況を詳しく教えてください。まずその患者さんに原疾患はあるのですか？
担当医：なしで，正常です。
　　私：膵管の造影範囲は？
担当医：2次〜3次分枝です。
　　私：カテーテルの留置時間と，造影剤の排泄遅延は？
担当医：3分くらいで遅延なしです。
　　私：抗トリプシン剤を投与しない時のERCP施行後2,4時間後のトリプシンの値は先生の病院でどれくらいですか？
担当医：大体3000〜4,000ぐらいです。5,000以上だと膵炎の発生を疑いま

す。
　私：それは何例ぐらいのデータですか？
担当医：数年前のデータですけど，確か10例くらいの平均値です。
　私：すぐにお伺いします。明日にでも詳しい話を聞かせてください。

　私は次の日担当医が診療を開始される前の朝八時に医局に訪問した。
　何もしないとき時の値は平均で1020で，FUT 20 mgを投与した時の値平均で1200の方がむしろ高い。

　私：先生どういうことでしょう？
担当医：FUTは抗トリプシン作用が弱いのでしょうか？
　私：そんなことはありません。本剤よりも少し弱いのですが，十分な強さを持っています。FUTの20 mg投与は二重盲検試験でトリプシンを明らかに抑制しています。先生のグループでは，ERCPの処置の方法は担当医の判断でまちまちになさっていますか？
担当医：いえ，マニアル化していますから多少の違いはあっても大きくは違いません。チューブを入れたのち，定速，定圧で造影剤を入れます。造影範囲と病変を確認し，写真を撮り，カテーテルを抜きます。その後点滴に抗生剤と抗トリプシン剤を入れて輸液で約20分かけて流します。
　私：先生，今20分とおっしゃいました？
担当医：少し前からより量の少ない250 mlの輸液でやってますから，大体30分かけています。
　私：先生，この薬もFUTも半減期（作用時間）は数分と短いのでそれでは効果は30分で切れてしまいます。ERCP後1番酵素活性が上昇する2時間までその活性を抑制するため2時間かけて点滴静注するのが用法です。
担当医：え！

　結局，投与方法の理解が十分に得られておらず，2時間かけて点滴するべきところを20分で点滴していたことが有効性を示さない原因であった。A大学のように本剤に対して理解を示し協力的である担当医の先生でも，その

ような認識でした。

　私はその後モニタリング担当者の会で，用法は2時間かけて点滴静注する。対象患者は十分に造影される事が重要であることを再三強調しました。また症例の多い病院，あるいは親しい担当医の病院に対しては，私が直接訪問するか直接電話して状況を確認しました。

　さらに調査票回収に当たっては，2時間かけて投与した事の確認に加えて，その時使用した輸液の容量を確認し，250 ml 使用の場合（一般には500 ml を使用）は私にすぐ担当医と連絡をとるようにしました。

　その後このチェックで16症例が用法違反であることが判明しました。

　この様に，最も重要な用法でミスを起こすなどということは初歩的なミスであり決して治験であってはならないことです。

　プロトコールに書いてあり，研究会で説明し，モニターの担当者会議で確認しても，実際に担当医の先生がこれを理解し守って研究を実行していただくまで管理コントロールする必要があります。これは2回目の私の失敗です。

大砲からサイドワインダーへ

　治癒規定因子（病気の治癒に重大な影響を及ぼす因子）をいくつか抽出し，各因子に対応して競合品の効力スペクトルを作り，これをもとに，この条件であれば勝てる，少なくとも同等以上の結果が出せる，という条件を設定してスタートした試験。この成功するはずの試験が成功しない理由の多くは，当初予定した治癒規定因子の配分が試験終了時に異なってしまっていたことによるものです。対象患者が条件に適合している事に加え，さらに重要な事は治癒規定因子が当初の予定した配分に収まる事が重要です。これは患者さんの選択基準，除外基準である程度規定されますが，規定内であっても治癒規定因子は大きく変動します。その動きは薬の効果をはるかにしのぐほどの大きなうねりを示す場合があります。ということであれば対応が決まります。試験の進行に並行して，当初目標とした治癒規定因子の配分からずれないようにハンドリングを行いながら，配分を修正し研究を進行管理する。試験完了時には，当初の目標の治癒規定因子の配分内で着地させることが重要です。

　各症例の主要項目を一覧表にした症例一覧表は，いわば臨床研究の羅針盤そのものです。常時それを見守り，臨床研究の軌道修正をしていく必要があります。これをたとえるならば闇夜に大砲方式の臨床試験をサイドワインダ

一方式の臨床試験に変えるといえるかもしれません。

4．二重盲検試験仕上げ

(1)試験全体の流れのチェック

　平成3年3月の試験終了時の症例数は186症例です。他の項目は目標値をクリアしているのに，問題は2時間後のトリプシン値が2000以上の症例が異常に少ない点です。特に膵管が充分に造影された症例が目標の120例に対して，141例と大幅にクリアしているのに対し，2時間後のトリプシン値が2,000以上の症例は目標値40例に対して33例と明らかに少ないことです。これは本剤がよく効いているか，そうでなければトリプシン値が2000以上のキー症例においてたまたま0 mg群の症例が少なく含まれているという結果を示しています。

(2)有意差の出る条件

　トリプシンが2000以上のキー症例33例のうち明らかに除外として扱われる2例を省く31例がキー症例ということになります。最終的に解析対象症例数がおよそ150例と想定すると，3群各50例として，有意差が出る仮の症例数は以下の表のとおりです。

表4　有意差の出る条件
2 hr，トンプシン値

群	2000以下	2000〜	検定
0(n=50)	34	16	
2.5(n=50)	40	10	＊
5.0(n=50)	45	5	
計	119	31	

＊：$P<0.05$

(二重盲検試験覚書，筆者メモより)

本剤 5 mg 群では，投与後 2 時間のトリプシン値が 2000 以上の症例数は，最大 5 例以内でないと有意差は出ません。

5. 二重盲検試験成績の推定

以下に示した理由で，二重盲検試験では 0 mg に比べ 5 mg 群で有意に優れる結果であると推定します。したがってこのまま症例固定を行い二重盲検試験の開票に臨みたいと思います。

自覚症状に関して，従来の文献調査やこれまでの臨床経験などから，ERCP の造影範囲が 2 次分枝以上の場合，無処置ではその 40 ％ に自覚症状が出現する。これに対して，従来の抗トリプシン剤を投与した場合約 12 ％ と報告されています。

(1) 新たに自覚症状が出現した症例からの推定

　　141 例が 2 次分枝以上の症例です。

　　仮に症例数が各群均等に分布したとして，

　　0 mg：47 例の 40 ％ は 18.8

　　2.5 mg：47 例の 15 ％ は 7.5

　　5.0 mg：47 例の 10 ％ は 4.7

合計 31 と計算されますが，これに対して，現在得られている新たな自覚症状出現例は 22 例と明らかに少ない。これは，本剤がかなりよく効果を示している可能性を示唆します。

(2) 問題のキー症例 33 例についてみると，トリプシンが 2000 以上の場合は無処置では 80 ％ 以上自覚症状が出現し，これが持続することが文献などから推定できます。また文献調査で，抗トリプシン剤を投与したときの自覚症状発現率は約 40 ％ であるが持続は少ないとされています。

　単純計算で 33 例の 80 ％ は 26.7 ですがこれに対して，今回の仮集計の結果では自覚症状が出現しているのは 17 例で，しかもこのうち 17 例は症状が持続しています。この結果から 33 例中その半数（17 例）以上が 0 mg 投与群で占めると予測されます。さらにこの数字は先の有意差が出る条件として仮定した 0 mg 群 16 例をクリアーしています。

ずいぶん長い引用になった。以上が私が上司O氏に提出した「二重盲検試験覚書」の要旨である。

開票結果は予想を上回る結果であった。2時間後のトリプシンの値で優位性が認められたのに加え，ほかの膵臓酵素についても優位性を示す結果であった。さらに新たな自覚症状の出現はほぼ読み通りの結果であった。

このように臨床研究が当初の予定通りの治癒規定因子配分で終了した場合，かなりの確度で二重盲検試験の結果を事前に予測する事ができる。

この試験の場合は，薬剤が効果を示せば上昇しないはずのパラメーターであるトリプシンの値を指標に，有効性が得られなかった症例数（33例）のうち何例がプラセボであるかを推定する。そのため，自覚症状の新たな出現という別のパラメーターで33例中何例がプラセボであるかを推定する。

このように薬剤の作用により影響を受ける複数のパラメーターを指標にして，二重盲検の開票前にその結果をある程度推定する事も可能である。ここで重要なのはこれらの作業を行う中で，自分が担当したテーマの臨床的な特徴を明らかにすることに繋がるからである。

ERCPに対して本剤が有効であるという結果が得られた。この結果はその後公表され以下のようにまとめられた。

まとめ

ERCP施行後の血中膵酵素の上昇に対してE−3123の抑制効果をプラセボを対象とした二重盲検試験により検討し，以下の結果を得た。
1) 総回収症例は186例で，解析対象例は171例であった。膵管の造影範囲が2分枝以上の症例は115例であった。
2) アミラーゼアイソザイムは，造影範囲が2分枝以上の症例115例において，投与後2時間，4時間，24時間で5 mg群がプラセボ群に比べ有意に低値を示した。またリパーゼは，投与後24時間で2.5 mg群がプラセボ群に比べ有意に低値を示した。またトリプシンは，投与後2時間で5 mg群がプラセボ群に比べ有意に低値を，24時間で2.5 mg群がプラセボ群に比べ有意に低値を示した。
3) 自覚症状が投与後新たに出現するか，または増悪した症例は解析対象例

では5 mg群9例（16.1％），2.5 mg群6例（10.2％），プラセボ群17例（30.4％）で，2.5 mgはプラセボ群に比べ有意に自覚症状の出現・増悪を抑制した。また造影範囲が2次分枝以上の症例では5 mg群6例（13.6％），2.5 mg群4例（10.0％），プラセボ群12例（38.7％）で，5 mg群，2.5 mg群いずれもプラセボ群に比べ有意に自覚症状の出現・増悪を抑制した。

4) 副作用が有りと判定されたを症例は2例でその内訳は2.5 mg群の1例（下痢）および5 mg群の1例（血管痛）であった。いずれも軽度で処置の必要はなかった。以上 E-3123の5 mg投与群はトリプシン，アミラーゼアイソザイム等の上昇を抑制し，自覚症状の出現を抑えることからERCP後の処置に有用であると考えられた。

このように予想を上回る結果を得て，この臨床研究を終了することができた。

しかし本テーマの開発当初の目的としている適応は急性膵炎，DIC，MOFなどの疾患であった。これらの疾患は，トリプシンという膵酵素以外にトロンビン，プラスミン，カリクレイン，エラスターゼと呼ばれる一連の酵素群がいずれも活性化しているマルチ酵素活性化症候群として，とらえる必要があった。E-3123は，これらの酵素のうちとくに病態の引き金として重要とされるトリプシンに特異性が高いという特徴を持っていた。このことは安全性で優れる。あるいは低用量で有効性が期待できる，というメリットをもつ半面，複数の酵素が活性化しその後の反応が進行している複数酵素活性化症候群には効果が劣る可能性をも秘めていた。すなわち治療を始めるときは，すでに病状が進行しいくつかの酵素が活性化された状態であるからだ。

私はその後消化器グループ全体を統括する立場になったこともあり，本テーマは後任のK氏に引き継ぐことになった。

その後，K氏に苦しい新薬開発の道程を強いることになる。

K氏は急性膵炎に対して「フサン」を対照薬として，4年の歳月をかけて約400症例の臨床研究を進めたが，結果的に同等性を証明できず，テーマを終結した。基礎研究の結果を見事に臨床に反映する，きれいなデータであった。臨床では基礎研究でデーターの出しやすい，シャープな作用を持つ化合物が良いとは限らない，臨床の病態にフィットした作用が重要であることをデータは示した。 今でもこのテーマの進行に関して，もっと早い段階で私

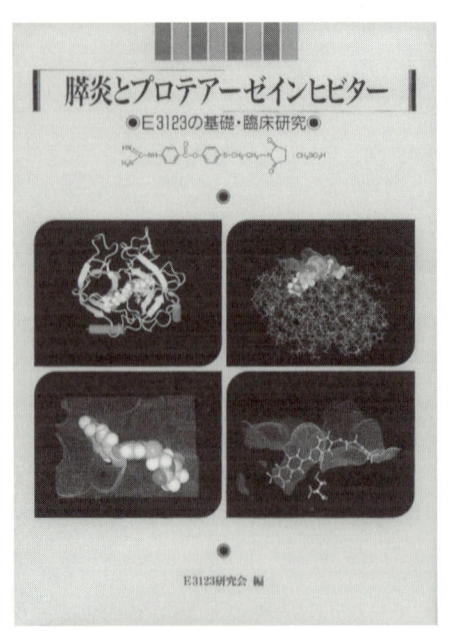

122　5. 二重盲検試験成績の推定

図 16　出版された「膵炎とプロテアーゼインヒビター」

が決断すべきであったと反省が残る出来事であった。
　臨床研究に参加された多くの医師から「学問的にみて大変意義のあるデータであるので記録として残して欲しい」という希望が強く出された。約10年かけたE3123の探索研究と臨床研究は基礎研究から臨床研究の結果まで総括する形で「膵炎とプロテアーゼインヒビター」としてE3123研究会から出版された。

Ⅶ. パリエット

1. プロトンポンプ阻害剤（PPI）

　胃粘膜の壁細胞はアセチルコリン，ガストリン，ヒスタミンなどの刺激により胃酸を分泌する。これらの刺激は最終的には胃壁細胞の管腔側に存在する酵素を活性化して胃腔内にプロトン（H＋）を分泌する。従ってH＋を分泌する酵素（プロトンポンプ）を阻害すれば，いかなる刺激による胃酸分泌も，強力に抑制する酸分泌抑制剤が考えられる。

　PPIの研究は，1973年以降，活発に研究が進み，1983年にPPIの臨床効果が報告された。その最初の化合物がオメプラゾールである。事実オメプラゾールは，あらゆる刺激に対して強力かつ持続的に胃酸分泌を抑制する。この強力な胃酸分泌抑制作用は，潰瘍の治癒促進と相関して潰瘍の治癒促進効果は著しいものがあり，潰瘍の治療に革命をもたらしたシメチジンなどのH2阻害剤に比べても，PPIの臨床効果は明らかに優れている。

　PPIは潰瘍の疼痛などの自覚症状を1日から2日で消失させる。胃潰瘍を例にとって比較すると，H2阻害剤，PPIの1週間投与後のおよその治癒率は，各8％，20％，4週後で31％，70％，6週後で65％，90％，8週後で80％，95％と明らかにH2阻害剤に比べPPIが優れている。

　さらにH2阻害剤の投与では，治癒しない，いわゆる難治性の潰瘍の患者は潰瘍全体の20％程度とされているが，この難治性潰瘍もPPIにより80％は治癒する。したがってPPIは，潰瘍の手術する頻度を劇的に低下させ，ポストH2阻害剤の期待の抗潰瘍剤として大きな期待がよせられていた。しかしこのPPIの研究開発も決して平坦な道ではなかった。

2. PPIの研究開発経緯

　1960年代の終わりごろ，製薬会社であるヘッスレー研究所（アストラ社の社内研究会社）は，胃酸分泌を抑制する薬剤の開発に焦点を合わせて研究していた。

　研究所の最初のプロジェクトで，胃酸分泌をラットで強力に抑制する化合物を発見した。しかし人では効果を示さなかった。したがって人の効果を推測できる，新しいスクリーニングモデルが必要となった。

　1972年胃酸分泌抑制のプロジェクトは，新しいアプローチで再スタートした。麻酔犬が最初のスクリーニングモデルとして使用された。その後無麻酔のガストリックフィストラ（胃に穴を開けて管を付け，胃酸を随時測定できる）犬がスクリーニングに用いられた。そして，文献検索によってCMN 131と呼ばれる化合物が発見された。この化合物は，製薬会社ヘッスレーで開発されたものであった。しかし強い急性毒性が認められたため，この化合物の開発は中止となった。しかし，この急性の毒性は，CMN 131のチオアミドの構造にあると推定され，合成研究が続けられた。

　1973年，最初の化合物が見つかった。H 124/26と呼ばれる化合物で，強力な胃酸分泌抑制作用を示し，急性毒性試験は特に問題がなかった。したがってこの化合物はリード化合物として選定された。

　しかし，このH 124/26はパテント上の問題があった。この化合物は，ハンガリーの製薬会社がすでに抗結核薬として開発を進めているものであった。しかし，このH 124/26の代謝物は，ハンガリーの会社のパテントには含まれず，かつ元化合物よりも強い胃酸分泌抑制作用があることが分かった。この化合物はチオプラゾールと命名されて，新しいリード化合物として再スタートした。しかしこの時点では胃酸分泌抑制のメカニズムは不明であった。またこの化合物は，長期の毒性試験で甲状腺の肥大および胸腺の萎縮をもたらした。後に判明したことであるが，これはヨードの取り込み阻害の結果であった。一般にチオ尿素化合物は，ヨードの取り込みを阻害することが知られており，化合物の構造変換が検討された。

　胃酸分泌を強力に抑制するが，甲状腺の肥大や胸腺の萎縮がない化合物，

H 149/94 が発見された。この化合物はピコプラゾールと名付けられた。

しかし広範な安全性研究の結果，血管炎を起こす疑いがあった。後にこれは，使用した動物の寄生虫によるものであることが判明した。その後ピコプラゾールは，ボランティア試験で，強力な胃酸分泌抑制作用が長時間持続する事が確認された。

最適の化合物を多数スクリーニングするためには，簡便なスクリーニング法の開発が必要である。このために豚胃粘膜を用いた試験管内試験，ついで人胃粘膜バイオプシー標本を用いた胃酸抑制スクリーニング法が開発された。

ちょうどこの頃，胃酸分泌に関する研究が進み，プロトンポンプ（HKATPase）が発見された。この酵素は壁細胞の分泌膜上に存在し，胃酸分泌の最終段階に位置している酵素である。

各種誘導体が精力的に合成され，研究が進行した。胃壁細胞の酸性部位，これはプロトンポンプに隣接するが，ここには弱塩基性の化合物が集まることがわかり，チモプラゾールのピリジン環を構造変換して，弱塩基性のPKaの化合物が得られた。その結果，壁細胞に集まりやすい化合物を得る事ができた。この化合物は H 168/68 で後にオメプラゾールと命名された。

オメプラゾールは胃酸を強力に抑制し，甲状腺あるいは胸腺に対して作用を示さなかった。またそれ以外の毒性試験で問題となる所見は見られなかった。IND期申請に続き，1980年オメプラゾールは臨床研究をスタートした。そして，1982年極めて強力かつ持続的な胃酸分泌抑制作用と優れた潰瘍治癒促進作用を示し，きわめて有望な臨床成績が得られた。

しかしラットでの長期毒性試験の高用量において，胃にカロチノイドと呼ばれる腫瘍が発生した。このことにより臨床研究は中断した。これは1984年のことである。

カロチノイドは，胃粘膜に存在する ECL と呼ばれる細胞に由来している。この ECL 細胞は胃粘膜にある内分泌細胞のひとつで，スタミンを合成分泌している。ECL 細胞は，胃のホルモンで胃前底部に分布するガストリンの刺激によって反応する。ガストリンが長期間，高濃度に持続すると，ガストリンの栄養効果でこの ECL 細胞は肥厚し，ラットではカルチノイドになると考えられている。

ラットにオメプラゾールを長期間投与すると，胃酸分泌を強力に抑制する。その結果，胃酸を分泌しようとガストリンが分泌され，高ガストリン血漿が

持続する。この高ガストリン血症の持続により ECL 細胞が肥厚しやがてカルチノイドになると考えられる。

　ラットで胃前庭部（ガストリン分泌細胞の分布部位）を切除しておくとオメプラゾール投与してもカロチノイドが出来ないことより，カロチノイドはオメプラゾールの直接作用でなく，ガストリンを介した作用であると考えられた。またＨ２阻害剤の大量長期投与でも，胃酸分泌が持続して抑制されると，ガストリンが分泌され高ガストリン血症になるが，この場合も同様にカロチノイドが出来ること，また手術により高ガストリン血症になった人でカロチノイドが確認された事などにより，オメプラゾールの直接作用によるカロチノイド発生は否定され，さらにこの変化は可逆的である事からオメプラゾールの臨床研究は再開された。

　オメプラゾールはＨ２阻害剤に比べ胃潰瘍，十二指腸潰瘍で明らかに有効性に優れ，とくに逆流性食道炎でその治癒率はＨ２阻害剤の２倍を示す。

　1988 年オメプラゾールは欧州で発売された。

　その後オメプラゾールは世界でもっとも良く売れた薬剤に成長し，世界 NO.1 の売り上げを持続し，数年間にわたり一品で年間売り上げ１兆円を超えるモンスター商品に成長した。

　しかしこのような世界のブレークスルー商品である，オメプラゾールも当初は単なる胃酸分泌抑制剤として開発をスタートした。無麻酔犬の開発，急性毒性の回避，パテントの問題，甲状腺毒性，豚胃粘膜を用いたスクリーニング法の開発，プロトンポンプの発見，胃粘膜に薬剤を効率よく届けるための改良，最後は腫瘍病変であるカロチノイドの問題，幾多の難関を乗り越えて 20 年以上にわたり研究が続けられた。このどこの時点でオメプラゾールの開発を断念しても不思議ではなかった。事実，カロチノイドの問題で臨床を中断した。この時点 1984 年テーマ推進担当者が辞任したという話が我々製薬会社の研究開発担当者に伝わってきた。

　私はこれら多くの関門のうち，このカロチノイドが胃酸分泌を強力に抑制した主作用の延長の作用で，オメプラゾールの直接作用でない事を証明して，臨床研究を再開したことに最も感動を覚える。どのような状況の下，どのような考えでこれを推進することが出来たのか，きっと大変なドラマがあったはずである。

　最初から成功が約束された研究テーマなどどこにもない。ブレークスルー

は結果である。そして大成功を直前にしてその活躍の舞台を去った不運な研究開発者も多いと私は思う。

3. パリエットの研究スタート

　1985年頃になると日本でも，PPIはどうも本物らしと言われるようになったが，当初あまりにも強力にしかも長時間にわたり胃酸を抑制することによる副作用が心配された。事実ラットに大量長期間PPIを投与すると，胃粘膜重量の増加，過形成，肥厚などの腫瘍様変化が認められ，一時開発が中止されたという情報も流れた。しかしこれらの変化は，胃酸分泌を強力に抑制した結果，これに対応して消化管ホルモンであるガストリンが持続的に上昇して起こる，ガストリンの作用による変化であることが証明された。すなわち主薬効の延長線上の変化であり，休薬により回復する事もわかってきた。
　ヒスタミンH2阻害剤の次はPPIの時代が来るかもしれないと，一部の研究者に認識されるようになってきた。

　エーザイは，従来消化器系に強い地盤を築いていたが，古いヒット商品「メサフィリン」以降大型新製品はなく，やっとセルベックスを発売したばかりであった。当時セルベックスがどれくらいの商品に成長するかはっきりした見通しが立てられる段階ではなかった。
　事実セルベックスの開発途中で，ヒスタミンH2阻害剤の導入の話が検討されたこともあった。しかし条件が合意に至らず，導入する事はできなかった。セルベックスも発売され，売り上げを伸ばし地盤を維持回復している間に，ポストヒスタミンH2阻害剤となる新薬を開発す事が望まれていた。
　そんな状況から，エーザイでも1985年頃からPPIの研究がスタートした。しかし当初の創薬研究は難航した。PPIの一番手であるオメプラゾールに続き，パントプラゾールさらにランソプラゾールの研究が先行しており，その他数社がすでにPPIのパテントを出願していて，新規性があり，なおかつ強い活性を示す化合物を発見することが出来なかった。
　1986年頃にはエーザイ筑波研究所は，激しい社内競争のまっただなかであった。現在のエーザイの内藤晴夫社長が，当時新進気鋭の筑波研究所の所

3. パリエットの研究スタート

長であった。エーザイの筑波研究所の隣に藤沢薬品の研究所があり，そこから少し離れたところに武田薬品の研究所もあった。藤沢や武田の研究所の人たちから「エーザイの研究所は狂った。夜12時，1時，2時でも煌々と電気がついている」「狂ったエーザイの不夜城」と呼ばれていた。その不夜城の中で，激しい競争が起きていた。

内藤所長は，夜の10時頃に若い研究者を連れて，研究所の中を見て回ることがときどきあった。そうすると室長あるいは部長は早く帰りづらくなって，夜の12時，1時まで頑張っていた。

最初の数カ月は何とか持ちこたえたが，けれどもとてもこれじゃ体が持たないということで，当時，筑波研究所の人たちは研究所の近くの団地に多く住んでいたこともあり，夕方の6時頃に一旦家に帰って夕食を済ませ，風呂に入って，中には一眠りして，10時ごろ再度研究所に来る要領のよい研究者もいた。そのような状況の下，内藤所長の口癖は「プレッシャーメイクダイアモンド」であった。

PPIの探索研究を開始してから，すでに2年の時間が経過していた。

しかし，夜遅くまでの必死の努力にもかかわらず，リード化合物と言えるような強い活性を示す物質を見つけるにいたらなかった。特に先行他社が多くのパテントをすでに出している。これをかいくぐりながら活性の強い化合物を見つけなければならないという，苦しい状況にあった。さらにエーザイにおいて消化器領域は，大黒柱のひとつであり，なんとしてもセルベックスに競合しない，抗潰瘍薬が欲しいという状況にあった。PPIは強い酸分泌抑制作用を示し，セルベックスとセットになれば上部消化管のフル装備が可能になる。PPIはまさにこの条件にフィットしていた。

期待が大きかっただけに成果が上がらないと，その批判もより強くなる。PPIの研究はリード化合物の発見に至ることなく終結された。特に研究所の中でPPIの探索研究について話題にすることは，タブーになっていった。不思議なもので期待のプロジェクトチームのメンバーは研究の中止に伴い，一転して肩身の狭い研究員に評価が代わっていった。

「プレッシャーメイクダイアモンド」でなく「プレッシャーメイクダイドラッグ」であった。

4. 闇研究

つくば研究所のM氏とS氏が密かに私をたずねてきた。

このままPPIの研究を中止としてしまうのは、どう考えても納得がいかない。自分としては、あと半年間だけ研究を続け、それで活性化合物が出てこなければ諦めもつく。実は数人と相談し、新しいメンバーで、少人数の闇プロジェクトのための人選も終わっているという。特に合成担当は、発想を変えるということで、全く新しいメンバーであった。もしうまくいってリード化合物が出てきたら、その後の臨床開発を引き受けてほしい、また闇プロジェクトのテーマを正式にテーマ化するときに、難航が予想されると思われるが、開発部門からは強力なサポートをしてほしいというものであった。

「胆石溶解剤で他社との競合に打ち勝ち、日内リズムの新しい概念を導入して商品化し、さらに驚異的なスピードでセルベックスの承認を勝ち取り、また現在は新しい胃還流モデルで薬物胃炎の基礎データを準備している。いままで一緒に仕事をさせてもらっての経験も踏まえ、この難局を乗り切るためには、どうしても伊藤さんの力が必要である」という要請であった。

おだてるのが上手な人だなあという思いはあったが、協力を約束した。

M氏とはセルベックスの薬理研究を通じ助け合い、相談しあい、信頼関係を築いていた。

S氏は有用な薬を作るために化合物の母核や合成方法の新規性にはこだわらない、合成を創薬の手段として割り切った研究者で、製薬会社の合成研究のあるべきスタンスがしっかりしている人であった。

その後この闇プロジェクトは、すさまじい格闘ともいうべき研究を開始した。中心メンバーは4名程度の小さなプロジェクトであったが、闇研であるので昼間は日常の業務をこなし、夜の10時過ぎから昼休みに変わる夜休みと称してコーヒーを飲みながら情報交換した。帰るのは朝2時3時であったという。自らの意志で、心からこれをやってみよう、これしかないという思いに裏打ちされ、闇研プロジェクトは再スタートを切った。私も何度かこの夜休みに参加したが、各メンバーは疲れた様子はあるが、少し湿っぽい、挑むような眼光を放っていた。そして驚いたことに、時間の経過とともにこの闇研のメンバーは増えていった。この闇研プロジェクトは名実ともに狂った

不夜城と化した。
　自らの意志で不夜城と化したこの闇研プロジェクトは短期間に著しい成果をあげてゆく事になる。自からの意志で再スタートした時「プレッシャーメイクダイドラッグ」は「プレッシャーメイクダイアモンド」となった。

5．対決

　闇研プロジェクトがスタートして約半年ほど経過したときであった。研究所のM氏から連絡があり「いくつかの候補化合物が見つかった。早急に正式にテーマ化したい」という事だった。M氏からの要望は以下の3点であった。
  1. 正式にテーマとし、プロジェクトをオーソライズしたい。
  2. すでに世界で10社以上がPPIの研究を先行しているが、今からでも開発競争に打ち勝てる可能性がある、と見通しを言ってほしい。
  3. 開発競争に打ち勝つためのリード化合物の、作用プロファイルの条件を臨床部門の意見として提示してほしい。

　たった半年の間によく活性化合物を見つけてくれた。とにかく前に進めるスタンスでテーマ採択会議に臨む事にした。

　新しく見つけたPPIの現状と経過報告が説明された。その後、臨床部門の見解を求められた。一瞬水を打ったように静かになった。その時、私は臨床部門の見解というよりは、セルベックスの開発を担当した経験から、個人的見解として、以下のような発言をした。
　「今からPPIの開発を進めるとすれば、短時間作用型のPPIしか残された道はない。胃酸は本来必要なものであり1日で少しでも酸が分泌される時間を残すのが望ましい。長時間にわたって酸を抑制し続けると高ガストリン血症ひいては胃粘膜の肥厚、増殖などの前癌病変の問題、さらに消化管の感染症や院内感染の問題が危惧される。また胃潰瘍の薬剤は多剤併用する場合が多いことから薬物相互作用が少ないことが望ましい。一言で言うなら、内服してすぐ酸を抑制し、その作用持続時間は20時間前後で作用が速やかに消え、また薬物相互作用が少ない化合物、いわばソフトな化合物であれば、

今からでも競合他社と異なるコンセプトで開発が可能であろう」

　PPIは胃酸分泌機構の最終段階であるHKATPaseという酵素を，非可逆的に阻害する。したがって，いかなる刺激による胃酸も99％以上，それも1回の投与で長時間にわたって抑制し続ける。当時すでにオメプラゾール，パントプラゾール，ランソプラゾールなど先行開発品のいずれも，作用持続時間は長時間作用型の強力な酸分泌抑制作用を有していた。このような状況の中で短時間作用型のPPIは理論的にはあり得ないというのが当時の一般的見解であった。PPIはプロトンポンプという酵素に非可逆的に結合し，その活性を阻害する。その結果，胃の粘膜の酸分泌細胞（プロトンポンプを有する細胞）自体が新陳代謝を受けて胃液中に溶け込んでゆく。その期間は，3日から5日間ぐらいと言われている。ちょうどこの時間に相当する期間，酸分泌抑制の持続が認められる，というのが専門家の一般的な考えであった。そのような状況で新たなPPIの製品コンセプトは短時間作用型しか残されていないという発言であったので，私は集中砲火を浴びるような状況になってしまった。

　特に筑波研究所の代謝研究のグループリーダーにカミソリ付き瞬間湯沸かし器といわれるB氏がいた。B氏は論議中，急にテンションが上がるだけでなく，弁舌たくみにぐいぐい相手の弱点を突いて切り込んでくる非常に切れ味のいい論客であった。

　「PPIというのは酸分泌の最終酵素に非可逆的に作用するから，完全に酸を抑制しかつ長時間作用を持続する。阻害する時間はPPIが結合した細胞が新陳代謝で入れ替わるおよそ3日間続くのは当たり前である。事実，先行しているPPIはすべて長時間酸を抑制する。

　一体どのような作用メカニズムで，短時間作用型のPPIが可能になるか理論的根拠を示してほしい。伊藤さんの意見ではPPIはもう開発出来ないといっているようにしか受け取れない。非論理的な目標に向かって研究を続けるなら，やめたほうが良い」という主張であった。

　闇研のメンバーやそのリーダーのM氏が私のほうを食い入るように見つめていた。

　「一般的な見解としてはB氏の言うとおりである。しかしB氏が挙げた3種類のPPIはいずれも長時間作用型とは言ってもオメプラゾールはパントプラゾールやランソプラゾールに比べるとその作用持続は短く，差が認めら

57化合物（A,B,C,群）

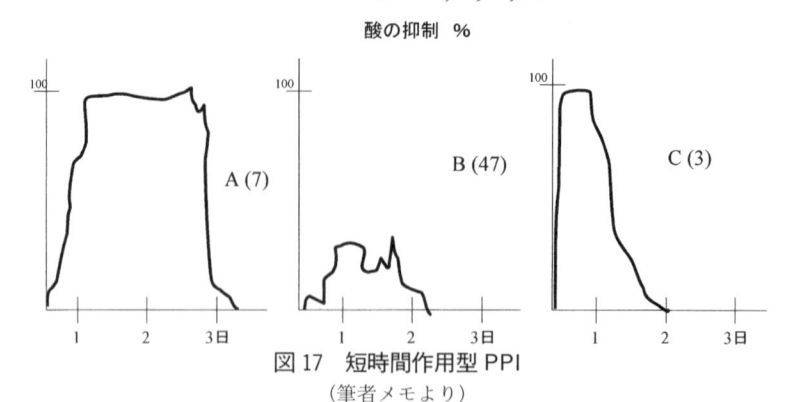

酸の抑制 %

A (7)　　B (47)　　C (3)

1　2　3日　　1　2　3日　　1　2　3日

図17　短時間作用型 PPI
（筆者メモより）

れる。これをどう説明するのか？生体は多様性に富んでいる。そんなに単純でない」勢いに乗り，私は苦し紛れに以下のように言ってしまった。「私は消化器領域で新薬開発をずっと担当して来ているが，胃で合成・分泌される酵素のひとつにペプシンという消化酵素がある，この酵素も最初は1種類の酵素として考えられていた。しかし今では7種類のサブタイプの酵素が知られ，現在ではこのサブタイプの酵素量の比率を調べることによって，がんの診断に役立てる研究も進んでいる。もしかしたら今問題になっている酵素，プロトンポンプにもいくつかのサブタイプがあるのかもしれない。そうだとすればそのサブタイプの選択性の違いによって短時間作用型のものも出てくる可能性は否定できない。問題は作用メカニズムではなく，どのような作用を示すかである」

　私の方を見つめていたM氏とS氏が大きくうなずいた。しかし私は，何の証拠もないのに言い過ぎてしまったと思った。

　沈黙が続いた。

　S氏は立ち上がり「いまだ予備試験で例数は少ないですが，作用時間が短い化合物も見つかっています」と発言した。

　結局会の結論は，すでに得られているデータを精査し，可能性が残されておれば，短時間作用型のPPIの開発を目指してその可能性を探求する，という結論であった。条件付きではあったが，研究の再開は承認された。

その日の夜すぐに，すでに得られているデータのミーティングが持たれた。当時闇研で行われていた化合物は57化合物であった。全化合物について一例一例動物実験のデータを丁寧に精査し返した。

　57化合物中，7化合物は確かに酸を完全に抑制し，さらに30時間以上もその作用は持続していた（A群）。

　47化合物はほとんど効果が認められていない（B群）。

　ところが残りの3化合物は速やかに完全に酸を抑制し，20〜25時間後に急速に酸が回復していた。しかもこの3化合物は構造が類似していた（C群）。この第三グループC群の3個の化合物が短時間作用型のPPIの素質を持っている可能性がある。これをリード化合物に展開しようという事になった。しかし反対意見もあった。先程の論客B氏を中心に「動物実験はバラツキが多い，しかも少数例だ。たまたまこういう結果が出た可能性も否定できない。このまま研究を続けるのは非論理的で得策ではない」という論旨であった。これに対し，俺たちのデータを信用しないのかと挑みかかりそうな場面もあった。しかし理由はともかく，自分たちはこの残された3つの化合物に最後の望みをかけるしかないというムードが大勢を占めていた。

　この3化合物を中心に合成展開を行うことになった。

　それから3ヶ月，闇研はやがて商品として開発されることになるパリエット（一般名ラベプラゾール）をつかんでいた。

　その後プロトンポンプの研究が進んだが，プロトンポンプにサブタイプがあるという報告はない。プロトンポンプは胃粘膜の粘膜細胞を10回出たり入ったりして貫通している膜酵素で，結合部位が複数ある。この複数部位に結合するのが長時間作用タイプ，一方，片方に結合するのが短時間作用タイプという報告がある。さらに生体ではグルタチオンやシステインと呼ばれる成分が豊富にあり，この成分がいったん結合したPPIを再び乖離させる。すなわち試験管内で非可逆的と思われていた結合が生体では可逆的である可能性も指摘されている。プロトンポンプにいくつかのサブタイプが発見されたわけではないが，創薬の判断においてメカニズムよりもむしろその作用を重視して判断していくという考え方は誤りではなかったと思う。理論は変わりやすいが，再現性のある現象（作用）には普遍性があるからである。

　今この時の事を振り返ってみても，もしあのときに異なった判断をしていたら，と背筋が寒くなる事がある。

今，将に勝たんとする状況と，今将に負けんとする状況は，勝ち負けが均衡した状態で紙一重であると思う。どちらに傾いて結論を出しても不思議ではない。

　あの関が原の戦いでも東軍，西軍ともに両者は互いに勝つつもりで戦っていたと思う。われわれが安心して歴史を見ていられるのは結論を知っているからである。

　しかし，特に研究開発の人は新しいことへの挑戦が日常の業務である。その先の結論を知らされていない。この先どうなるかは分からないという不安との戦いが続く日々である。一世を風靡した大商品シメチジンやオメプラゾール，メバロチンも研究中は単なる白い粉でしかなかった。少なくともその時点で将来その化合物が画期的な新薬になるという保証などなかった。

　あの時，判断が逆になっていたら，現在世界で年間1500億円売り上げてさらに売り上げを伸ばして全世界で潰瘍の患者さんに貢献しているパリエットは存在しなかった事になる。

6．プロモータと用量設定

　1990年の春，O氏の計らいもあり，私は臨床開発部に戻つていた。先に述べた膵炎治療剤を担当する傍ら私はパリエットの指導も担当した。パリエットのプロモーターはセルベックスの胃炎の適応追加で私の助手を務めたA氏が担当していた。2年半ぶりに帰ってみると，助手という立場であっても1品を申請し発売したという経験，自信に裏打ちされて，見違えるようにてきぱきと仕事をこなすようになっていた。

　私自身も若いとき，担当するテーマの方向性や日常業務の決定はプロモーターの意見ということで尊重していただき，通させていただいた。自分自身でいろんなことを決断してゆくことを経験する事で，ずいぶん自分自身が成長出来たと思う。自分が決めるとなるとその結果に当然責任がある。とすれば自然に自分の問題として捉えて，日々真剣に業務に向き合うようになる。この意識が四六時中何年もわたって持続すると，これは大きな能力を自然に身に付けてゆくことになる。

　そんなことから，まだ20歳代であったが，たとえ若くともパリエットに

関する限り，Aプロモーターがそのように希望するのであればこれを尊重するようにしていた。

何より，私自身がそのように育てられたからであった。

1990年5月のこと。至適用量を設定するための二重盲検比較試験（後期第二層試験）のプロトコール検討会が行われた。

それまでに得られていた臨床成績から，内視鏡改善度は胃潰瘍では2週後，4週後において20 mgの群が40 mg群に比べやや高い治癒率を示したが，6週後，8週後では両群とも各々85％以上，90％以上と高い治癒率であった。十二指腸潰瘍ではいずれの週においても両群ともに同程度の高い治癒率，特に6週後ではいずれの群でも100％の治癒率を示した。自覚症状改善度においても，胃潰瘍および十二指腸潰瘍ともに，1，2，4，6，8週いずれも100％の改善を示した。また安全性は胃潰瘍，十二指腸潰瘍ともにいずれの群も問題はなかった。

以上のデータから，素直に考えれば至適容量設定試験は最高20 mgとして，10 mg，5 mgの3用量で二重盲検試験を組むのが妥当である。これがプロトコール検討会におけるほぼ全員の総意であった。

しかし，Aプロモーターは意見が異なっていた。

「安全性に問題はないのだから，確実に効果がある用量を最高用量とすべきである。今得られている試験成績は二重盲検比較試験で行われたものではなく，20 mg群が40 mg群に比べてやや高い治癒率が得られているのは，40 mg群に，大きい胃潰瘍および再発生の胃潰瘍など難治性の潰瘍が多く含まれていたからである。至適用量を決める試験は，かなりの症例数を組みこまなければならないので，かなり難治性の潰瘍も含まれてくる。自覚症状に関しては20，40 mgいずれの群も高い改善が認められているが，この薬剤は強力に胃酸分泌を抑制して潰瘍を治癒させる薬であり，潰瘍治療薬の最後の切り札として使用される薬剤である。したがって確実に効果のある十分量の用量を最高用量とすべきである。

いずれ切れ味の良いH2阻害剤，場合によってはさらに切れ味の良いプロトンポンプ阻害剤を対象に臨床試験を組まなければいけない。作用持続時間は先行しているプロトンポンプ阻害剤のほうが長い。これらのプロトンポンプ阻害剤に負けないためにも，最高の用量は40 mgあるいはそれ以上を設定すべきである」と譲らない。

結局私に意見を求められた。これまで，「このテーマに関して最も情報が集まっているのはプロモーターである。A氏の意見を尊重しよう」と大概のことには答えていた。

しかし，今回は極めて重要な場面である。「重要な問題だから，今まで得られた臨床効果だけではなく臨床薬理試験の胃酸分泌抑制の強さ，持続なども勘案して決めてはどうか」

結局，臨床開発，薬理，臨床薬理の担当者など少人数で再度検討することになった。

臨床薬理試験の成績の要旨は以下のようであった。

健常人を対象に1日1回10 mgまたは20 mgを投与したときの胃内pHに及ぼす作用を検討した。10 mg，20 mg投与ともに著明な胃内pHの上昇が見られたが，20 mgでは10 mgに比べより強い酸の抑制を示した。

胃潰瘍・十二指腸潰瘍患者を対象に，1日1回で20 mgを朝食後または夕食後に投与し，胃内pHに及ぼす作用を検討した。その結果はいずれの投与方法においてもほぼ24時間にわたり十分な胃酸分泌抑制効果が認められた。

担当者の少人数の検討会を明日の早朝に控え，私とA氏は話し合った。それは以下のような内容であったと思う。

A：データだけからなら20 mgが至適用量というのは解っています。しかし，先行しているプロトンポンプ阻害剤を相手に戦わなければなりません。パリエットの作用持続時間は約20時間と短く，相手は30時間以上です。これを同じように毎日1回投与で戦うわけですから，まともに戦えば負ける可能性があります。負けないためには少しオーバードーズであるぐらいのほうが良いです。少なくとも40 mgを最高用量でやるべきです。40 mgでも何の副作用も無いのですから。

私：オメプラゾールと比較して，パリエットのプロトンポンプ阻害作用はどうなの？

A：パリエットの方が約1.5倍強いです。

私：投与20～24時間の胃酸分泌抑制作用はどうなの？

A：はい，ほぼ同等です。

私：オメプラゾールの1日用量はどれだけ？

A：30 mgです。

私：それでパリエットの1日用量を40 mgとする理由は？

A：データだけでいえば20 mgが良いというのはわかっていますよ。パリエットの作用持続時間が適度であるという特徴が生きてくるのは，パリエットが抗潰瘍剤として認められた後のことなのです。とにかく承認をとることの方が先なんです。

　A氏はだいぶいらいらしてきたようだ。同じ事を繰り返すときは，声が大きくなりトーンが少し上がっていた。

私：何としても薬にしたい，そのためには負けられないという気持ちはよくわかる。しかしデータは1回20 mgで十二分であることを過去の文献，自分が行った臨床研究の結果，臨床薬理試験のいずれもが示している。仮にもし20 mgを超えて過剰用量を設定した場合，適度な作用時間というパリエットの最大の特徴を失ってしまう。これでは新薬として後から市場に出るパリエットの意味を失ってしまう。ここはプロモーターとしては苦しいかもしれないけれど，短時間作用型は，パリエットの最初からの生命線なんだ。
A：このまま20 mgでオメプラゾールと勝負をして負けてしまったらどうするんですか，負けないという保証はあるのですか。

　夜遅くまで残業していた開発部員が雰囲気を察して，遠くのほうからお先に失礼しますと挨拶をした。

私：どんな事でも保証はないと思う。特に研究開発は，先の見えない新しいことをやるわけだから保証はない。不安との戦いだと思う。ただ言えることは，素直にデータを見て，何回も考え直して，シンプルに考え直して，データが教えてくれている，データの声に従うのがもっとも安全な道だと思う。
　　私は今迄このようにして5回の二重盲検試験を戦い，負けた事はない。

　しばらく沈黙が続いた。

A：解りました。

私たち二人を残し，すでに開発部員全員が退社していた。気がついてみると残った二人の近くの照明以外は消されていた。暗い部屋の脇のスポットライトの下で，2人は話し込んでいたのだった。

このようにして用量設定試験の骨格は決まった。

しかしこの用量の問題はその後も延々と続き，最終的な用法用量は「通常，成人にはラベプラゾールナトリウム（パリエット）として1日1回10 mgを経口投与するが，病状により1日1回20 mgを経口投与することができる。」で承認された。

若いプロモーターと論議をしたのが1990年の春であった。承認が降りたのはこれからさらに7年の歳月が流れた1997年秋の事であった。7年間にわたり用法用量についての論議が厚生省とのやり取りを中心に延々と続いた。そして，このパリエットの記念すべき承認の時を私はエーザイに所属する人間としてむかえる事はなかつたのである。

話は少し前後するが，1997年1月，厚生省からの新薬承認の疑義事項に全て回答し，これで新薬承認の見通しが立った。その矢先，1997年2月18日，私は突然人事異動で監査業務を命ぜられた。

前日の17日，開発部の数人に人事部から待機命令が出ていたが，新しいテーマ担当に任命されるか，レガレンやセルベックスの実績を評価されて昇格するかもしれないと思って期待していた。当時，セルベックスはエーザイのトップ商品で大黒柱に成長し，年商500億円以上売り上げていた。振り返ってみたら同期の人に比べて，出世が遅れている事はなかったが，決して出世しているというわけでもなかった。私には担当テーマをまっすぐ見て，ほかの事はあまり気にかけないところがあり，時に上司と対立する事もあった。そんな時，私のよき理解者であったO氏は忠告してくれた。

「伊藤君は自分の若い頃に良く似ている。あまり目くじら立てて白黒はっきりさせないほうが良い時もある。特に実績のある人の発言は重みを持つ。あまり実績がありすぎるとどうしても同僚や先輩から足を引っ張られやすい。実績であっても過ぎたるは及ばざるが如し，言動は慎重に」

当時すでに，そのO氏は販売部門に移っていた。

人事異動で監査業務を言い渡された帰り道，見慣れた風景をモノトーンで薄いブルーのフィルムを通してみているような気がした。エーザイのすぐ近

くの緩やかな坂に約100メートルの道の両側に見事なソメイヨシノの桜並木があった。春には桜が咲き乱れ，多くの人でにぎわい，文京区の桜の名所となっていた。その桜の季節にエーザイの入社した時の思い出が重なった。入社式直後の4月初め，御殿場にある研修センターに向かい，この桜通りから出発した。抜けるような青い空の下，風も無く，降りしきる桜の下をバスに乗り込んだのはつい昨日のようだ。

　私自身，若い若いと思って必死に走ってきたが気がついてみたらすでに50歳を超えていた。私は良い薬を創りだすことに専心してきたつもりだ。研究開発で新薬を出す事以上に評価する指標などあるのだろうか？

　セルベックスの胃炎の適応追加の直後は，つくば研究所への人事移動，しかしそのときはまだ新薬を創る業務に深くかかわっていた。今回はパリエットの承認の見通しが立った直後に，監査業務の仕事を命ぜられた。監査業務は新薬の研究開発現場とはほど遠い業務である。

　短時間作用型のPPIの提言，闇研，二重盲検試験の覚書，セルベックスの胃炎適応のための新しい動物モデル，森林浴，医療経済によるシメチジンとの比較，糖タンパク定量のためのミニカラム，データ捏造事件後の厚生省でのデータ確認，眠れぬ夜，申請のため徹夜の連続，レガレンのやっとの申請，日内リズムを応用した用法用量，父の葬儀の前日の研究会，雪の羽島駅，走馬灯のように思い出がぐるぐる回った。見慣れた桜並木の冬景色，風は無いが桜はつぼみを閉ざしたままである。よく通った小さなコーヒー専門店の前を，ゆっくり歩きすぎた。しかしいつものコーヒーの香りもほとんどしない。遠くに見えるビルの輪郭や，信号の色が淡いフィルターを通してみるようにはっきりしない。青みがかったモノトーンの雪景色にも似た，寒さを含んでいるように思えた。

　私は思い出していた。雪の羽島駅から病院に向かった父の最期の情景を。
　「死んで行く時は，みんなオレのような姿になっていくんやで，お前本当に好きなことをやっとけよ」と父は言っているようであった。
　「そうだ，本当に好きな事をやろう，誰に遠慮がいるものか」私はつぶやいていた。
　どのようないきさつでこのような人事になったかは知らないが，新薬の開発一筋に歩いてきた自分にとって，たび重なる人事異動，それもやっと難関を乗り越えて，これからという矢先の異動，しかも現場からほど遠い業務。

今のエーザイにはもはや私の居場所はない。考えてみたらあの貧乏のどん底の生活の中で，育ち，相談する人も無く，自分の目で見，触れたものを信じ，自分の感性，自分の判断をたよりに生きてきた。失うものなど何もない。自分の人生，誰に遠慮がいるものか。私は決意していた。

　1997年2月の終わり頃，友人M氏を通じて，ファイザー製薬で臨床開発部長を探しているという話を知った。ファイザー製薬では当時数品目の新薬承認申請を厚生省に提出した。が，臨床データ不備などの理由で承認を得るにはいたらなかったという。ファイザーでは当時有望な，世界に通用する画期的な新製品をいくつか保有しており，医薬品の世界市場第二位の日本でも，これら新製品をてこに地盤を確立しようという世界戦略があったという。当時ファイザー製薬の日本における売り上げ規模は14位であった。
　これら新製品の中でも，バイアグラへの期待は高く，何としてもバイアグラの発売をドライビングホースとして，日本での地盤を確立しようという方針であった。
　そんな状況から，このバイアグラを滞りなく上市するためには，日本国内での臨床経験が豊かで，いくつかの新製品を発売まで導いた開発経験者が望まれている状況にあったという。
　当時のファイザー製薬の人事担当取締役M氏と数回面談した。
　「英語が苦手で，会話はほとんど出来ません，外資系の会社では英語は必須で，英語が出来ない私には難しいのではないでしょうか？また私は新薬開発と言っても，消化器系薬剤の開発しか経験した事がありません。親しい多くの先生方も消化器系の先生方に限定されます。世界企業ファイザーでお役に立てるでしょうか？」
　「英語は道具です。必要なら英語が出来るセクレタリーを専属で付けます。研究開発のことは良くわかりませんが，新薬開発の成功体験を持った，それも複数経験した方に来ていただいて，なんとしても期待のバイアグラの日本における開発を成功させてほしいのです。ただ領域が泌尿器領域で，今までの消化器領域というご専門と異なりますが，領域を超えて臨床開発に共通するノーハウがあると思います。ファイザー製薬ではバイアグラは最優先テーマです。どうしても消化器領域に限定されるというので無ければぜひファイザー製薬に来ていただきたい」

M取締役の理路整然とした率直な話しぶりに、私は信頼感を覚えた。
　半分は仲人口ではないかと思ったが、当時の私はとにかく臨床開発に軸足を置いた仕事を続けたいと決めていた。またバイアグラに関しては当時、業界新聞でそのニュースを知っていた。「心臓の薬として開発していたが、心臓に対しての効果はなく、勃起不全に著効を示す画期的な発見がなされた」というものであった。また自分はたまたま消化器領域を担当してきたのであり、むしろ担当製品の臨床的な作用に適した患者層を特定していく事こそが臨床開発の核心である、とむしろはじめから領域を限定すべきでないと考えていた事もあり、泌尿器領域の薬剤開発に抵抗は無かった。
　私は1997年5月31日でエーザイを辞し、6月1日よりファイザー製薬に転職することにした。その時の挨拶状は以下のように記している。

拝啓
　新緑の鮮やかな初夏のころとなりました　日ごろよりご無沙汰いたしておりますがご清栄のことと存じます
　私こと、縁あってこの6月1日よりファイザー製薬株式会社に職を得ることができ新薬の開発を担当させていただくことになりました
　私は27年間エーザイ（株）で消化器系の新薬開発を担当させていただきました
　この間胆石溶解剤レガレン、抗潰瘍剤セルベックスなどを世に出し　プロトンポンプ阻害剤パリエットの申請等の任を果たすことができました
　しかし今年2月の人事異動で突然監査業務を命ぜられ　苦慮いたしましたが幸いにもファイザー製薬に職を得ることができました　私にとりまして全く新しい世界で不安は残りますが　幸い健康にも恵まれ良い先輩や誠実な若い人たちに囲まれて仕事をしております　残された社会人としての総仕上げの時期を良い新薬を世に送り出すために精いっぱい情熱を注いで見ようと決意を新たにしております
　皆様方の旧に倍するご支援とご指導お願い申し上げる次第です
敬具

VIII. バイアグラ

1. 性の復権

　1996年，アメリカの大統領候補者だった75歳のドール元上院議員がテレビのトーク番組に出演した。この席上「バイアグラはグレートだ」と証言し，「このような薬の研究をさらに進めるべきだ」と強調して大きな話題を呼んだ。1994年に前立腺癌の手術を受けたため勃起不全に陥っていたドール候補は，いち早くこの臨床試験のボランティアの1人に志願し臨床研究に参画したという。61歳のドール候補夫人も，「すごい効き目でしたわ」といって顔を赤らめたという。この話題は日本でも大きく報道され話題を集めた。

　病気に対しての認識も時代とともに変化する。禿，皺，インポ，慢性胃炎，骨粗しょう症などは，従来一括して加齢現象に伴う生理的変化として捉えられていた。すぐに生命の危機，重大な障害につながる事が少なかった事から，明確に病気としてこれを認識することはなかった。
　不快な状況を薬で治療するという行為の前提として，薬を使う人はその症状が病気であるという意識がある。病気としての認識がなければこれを治療するという行為自体がなり立たない。逆に言えば従来は加齢に随伴する症状として捉えられていたこれらの不快な状況が，本格的な治療薬が出現したことにより病気として再認識された，と考える事も可能である。
　田舎という概念が日本で成立したのは平安時代の中ごろといわれている。平安時代中ごろ，京都に町文化が成立した結果として，町文化の対極として田舎というコンセプトが認識された現象によく似ている。
　すなわちすべてが病気であれば病気という認識はなく，すべてが田舎であれば田舎という認識もない。
　禿，皺，インポテンツにしてもそれ自体，直接生命を脅かす病的状況では

ない。しかし生活を快適に過ごすためには治療薬があった方がよい。

ことにインポテンスは，一部の人々にとってはかけがえのない人生を幸福に生きる上で非常に重要で深刻な問題となっている。これらの薬は従来の病気の治療薬と異なり日常生活を改善するのに役立ち，快適に生活を送るための薬，「ライフスタイルドラッグ」という概念を提唱した。

インポテンツという言葉には勃起障害，性欲，オルガスムス，そして射精能力低下という意味以外に男性としての能力自体に欠けるという侮蔑的なニアンスが込められて使用されていた。

このような観点から現在ではED（Erectile Dysfunction：勃起不全または勃起障害）という表現が用いられている。

EDの定義は「性交時に十分な勃起が得られないため，あるいは十分な勃起が持続できないため，満足な性交を行えない状況」とされている。

EDは非常に多くの人が罹患し，全世界で1億人といわれている。アメリカでは約3000万人：米国40歳以上の男性の52％，日本では600万人：40歳代で5人に1人，50歳代で3人に1人，60歳代で2人日1人がEDの症状に悩んでいるといわれている。

従来EDは加齢や心理的または感情的な要因によって引き起こされるという考え方が一般的であった。しかしEDのほとんどは糖尿病，高血圧，高脂血症，うつ病，心疾患，喫煙，過度のアルコール，ストレスなどの種々の要因が複合的に作用して引き起こされているという。

特に日本では急速に高齢社会に突入しており，加えて食生活の欧米化によりいわゆる生活習慣病が著しく増加している。このことは日本においても近い将来にEDが激増することを意味している。

アメリカではこのEDが離婚の理由になるほど性はオープンで，EDが深刻な社会問題のひとつになっている。日本では少し事情が異なりEDによりすぐ離婚訴訟ということはまれであるが，パートナーとの関係を良好に保つことで幸福な家庭生活を営み，ひいては家族のコミュニケーションを円滑にし，明るい日常生活を営む上で性生活がこれを下支えしていることは間違いない。

特に日本では口にしにくい部分の症状であるため，診療を受ける側にとっても，これを受け入れる病院側でも積極的に話題にすることは少ない。さらに日本ではEDの専門にあたる泌尿器科においてもEDを病気として捕らえ，

関心を持つ医師は当時少なかった。

　ある調査結果によれば，実際 ED 治療を受けている患者は ED 全体の約 3％ 程度で，恥ずかしさや気後れから，患者の多くは密かに悩んでいるという。この背景には，従来 ED の満足できる治療方法はなく，医師，患者双方にとってこれを解決する適切な方策がないため，あえてこれを問題として取り上げる動機が生じにくいという事情があった。

ED とその治療法の歴史

　ED は男性の自己評価をはなはだしく損ねる。したがって古くから回復の方法が探し求められていた。

　古代エジプト人や古代ギリシャ人は白花チョウセンアサガオの有効性を示唆している。

　ED とその治療法について書かれた古い記録の中で注目されるのは，15 世紀の「呪術によって妻と性交ができなくなった人々に関する小論文」という文書であるという。この文書は魔女がインポテンツを起こす様々な方法，例えば「雄鶏の精巣をベッドの下に置く」などについて詳しく述べて魔女の呪いを解くための療法を指示しているという。

　15 世紀の文書で 1489 年に発行された「魔女への鉄槌」。これは性機能の問題を扱った中世の文書で最も有名なものである。有名なのは，後に魔女狩りとして知られるようになった現象を引き起こすきっかけになったとされているからだ。この文書は ED の原因は悪魔の手先である魔女がかけた呪いであると断言し，呪文に縛られた男たちに対して一連の療法を試すように進めている。そしてどれも効かない場合，残る方法は魔女に働きかけることしかないという。

　ED の治療が実際に進歩したのは，1930 年代後半になってからのことである。

　ペニスに硬い素材を埋め込む試みがなされた。

　この試みのヒントになったのは，海生ほ乳類（鯨の仲間）のペニスの中に骨のような組織があり，そのために性的能力が高いとみなされていたことだった。1936 年に最初の移植手術が，ロシアとドイツでそれぞれに行われたという。どちらも人間の肋軟骨を背骨として用いたという。しかし移植した

軟骨が分解してしまったため，この方法は失敗に終わった。しかしこの先駆的な試みが，後にEDの治療の研究を促進する結果となった。

1973年シリ，陰茎プロステーシスは成功した。ED治療法の開発史上，画期的な出来事であった。

陰茎海綿体にプロステーシスを挿入する際に海綿体の構造が破たんする。このことから，手術後は正常な勃起を営むことは不可能となる。従ってより浸襲の少ない他の治療法により回復の見込みが得られないEDの患者に限られる。

問題点としては，プロステーシスは耐久性の点から一定の期間が経過すると修復もしくは更新が必要となることが考えられる。さらに感染，炎症，糜爛などの合併症や機械的故障などの可能性もあ。

プロステーシスが導入されてから25年の間に，体にメスを入れる必要のない有効な方法がいくつか開発された。

1972年に陰圧式勃起器具が実用化された。これはプラスティックの円筒をペニスにかぶせてポンプを作動させ円筒の中を陰圧にすることで，ペニスに流れ込む血液を増加させる仕組みになっている。

利点としては，簡単，安全・無痛・安価・手術を必要としないことがあげられる。

問題点としては，陰茎根の締め付けによる血流障害の危険性，密閉化などの操作に熟練を要する，大量のゼリーを用いるための不快感，シリンダー内に陰嚢などが吸引されて疼痛が見られることなどが挙げられる。

陰茎根の締め付けにより陰茎組織に虚血が起こる恐れがあることから使用時間は30分が限度である。

1983年に筋弛緩剤をペニスに注射する方法が導入された。筋弛緩剤が勃起に有効であったことから勃起が陰茎筋の弛緩によって起こるということがはっきり立証された。

1997年プロスタグランディンの自己注射法による簡便な方法も利用できるようになった。さらにプロスタグランディンの小さなペレットを特殊な器具を使って尿道に挿入する方法が研究された。

海綿体内注射療法とは，血管作動薬を陰茎海綿体内に注射して勃起を起こす治療法である。一般に血管平滑筋弛緩薬としてプロスタグランディンE2などが用いられる。海綿体内血管平滑筋拡張薬を注射すると，平滑筋が弛緩

して海綿体内へ血液が流入する。海綿体が拡大し，性的刺激の有無にかかわらず陰茎勃起が起きる。

　本療法では注射後5-15分で完全勃起を示す。そのため本療法の適用については注射してから性交の時間が十分に確保できる病院近くの居住者，自宅近くに注射をしてくれる施設のある患者に限定される。むしろ病院近くのホテルにパートナーが待機し，患者は本療法を受け，速やかに待機中のパートナーの元に急ぐ方策が用いられた。

　一般に海綿体内治療に用いる血管作動薬は局所的に投与され，速やかに代謝されるので，全身性の副作用はほとんどないといわれている。ただし勃起の延長（4時間から6時間）を起こす危険性が指摘されている。

　陰茎海綿体自己注射法は，1998年4月にバイアグラが登場するまでEDの最も一般的な治療法だった。しかし日本ではかなり事情が異なり，古くからヨヒンピンやオットセイのペニスを素材にした民間療法などが試されていた。

　ごく限られた人たちに陰圧式勃起器具，自己注射法が試みられていた。

2．バイアグラの発見

　1980年代の半ばごろから，ファイザー社は心蔵病の薬を開発していた。
　後にバイアグラという商品名になる物質（塩酸シルデナフィル）の臨床研究は，1992年，イギリスにあるファイザーサンドイッチ研究所で始まった。当初塩酸シルデナフィルは心臓の冠動脈にあるホスホジエステラーゼという酵素を阻害する目的で作られていた。なぜならこの酵素を阻害すれば冠動脈の血管を開き，狭心症の治療薬として期待できたからである。
　動物実験で得られた結果と同じように人で有効であるかどうかを調べる臨床試験が行われていた。狭心症は，冠動脈が動脈硬化によって硬化狭窄を起こした病態である。塩酸シルデナフィルは心蔵の血流を増加させる作用があると期待されていた。臨床試験の結果，このシルデナフィルは被験者の狭心症にあまり効果がなかった。ところが，男性の被験者は残った薬を返したがらなかった。心臓病を患い動脈硬化を起こしたため勃起不全に陥っていた患者に，勃起が回復したからである。

ファイザー社の研究陣は塩酸シルデナフィルの開発方針を変更し，心臓の薬からED治療薬を目指す事になる。

　ファイザー社の研究陣がこれを決断した背景には，以下に述べる学術研究の進歩があったといわれている。

　1980年，アメリカの薬理学者であるファーチゴットは，血管の収縮のメカニズムについて研究していた。血管の収縮と弛緩には自律神経が深く関与している。この神経から分泌される神経伝達物質のうち，アセチルコリンが血管を弛緩させるのに対し，ノルアドレナリンは血管を収縮させることはよく知られていた。ノルアドレナリンの受容体は血管を収縮させる筋肉の細胞の上にあることがわかっていたので，多くの学者はアセチルコリンの受容体もこの筋細胞の上にあると考えていた。ところがファーチゴットは，血管の内側に薄い面をつくる内皮細胞膜をはがしてアセチルコリンを作用させても血管の弛緩が起こらないことに気がついた。

　すなわちアヤチルコリンは血管の筋細胞受容体に直接作用するのではなく，内皮細胞に働き，その結果として内皮細胞から未知の物質が分泌されてその物質が隣接する筋細胞に働き，血管を弛緩させるのであろうと考えていた。この物質は「内皮由来弛緩因子」とよばれ，カルフォルニア大学のイグナロらにより精力的に研究が続けられていたが，正体は不明であった。

　同じころ，別にアボット研究所のムラドは，心臓発作の治療薬として有名なニトログリセリンが効くメカニズムを研究していた。ニトログリセリンは，ノーベル賞創設者のノーベルの発明したダイナマイトの本体である。彼はこの発明で巨利を成し，その資金をノーベル賞の基金としたのは有名である。

　心臓発作の人が爆薬工場内で急に楽になり発作が起きない現象により，心臓発作の特効薬としてニトログリセリンは使用されてきた。このようにニトログリセリンが心臓発作の症状に劇的に効果を示す事は，19世紀から知られていた。その後，この物質は心臓の外側を包むように囲んでいて心臓の筋肉に血液を補給する冠動脈と，血液を心臓に戻す静脈を弛緩させる作用があることがわかった。しかしその作用メカニズムは不明であった。ムラドはニトログリセリンそれ自体は効果を持たず，一酸化窒素（NO）に変換された後で血管の弛緩を起こすことを発見した。

　後にNOが内皮由来弛緩因子にほかならぬことが証明されたのは1987年だった。

従来神経伝達物質というのはノルアドレナリンやアセチルコリンといった分子量の大きい物質と考えられていた。それがNOのような簡単な分子構造，しかもガス状物質が作用するということは画期的な大発見であった。これらの研究成果が知られるようになったのは1987年のことで，ファイザーの研究陣が塩酸シルデナフィルのED改善作用を確認する直前であった。

後にファーチゴット，ムラド，イグナロの3名の研究者はこの業績によってノーベル医学生理学賞を授与されることになった。それはバイアグラがアメリカで発売されたその年，1998年の事であった。ノーベル賞の創始者ノーベルはこの事を知ったらどのような思いでこの3名の受賞を眺めた事であろう。

このように偶然の出来事が注意深い観察によって大発見につながった例は多くある。最も有名なのは，1928年のフレミングによるペニシリンの発見であろう。抗糖尿病薬スルホニルウレア，潰瘍の歴史を変えたヘリコバクタピロリ，脱毛症の治療薬プロペシア，いずれも偶然の出来ごとを注意深く観察するところから始まっている。むしろ画期的な発明，発見は発見当時の理論や学説とは異なるからこそ画期的である。このことは創薬を考える上で大変示唆的である。

3．作用機序

陰茎の勃起についての研究が進み，そのメカニズムが明らかになってきた。陰茎海綿体は2つの循環器系によって調節されている。ひとつは陰茎深部動脈から毛細血管網，薄膜下静脈叢を経て貫通静脈より流出する系で，これは主に非勃起時に作動している。他の1つは勃起時に作動する系である。

勃起は陰茎海綿体の弛緩により，拡張した陰茎海綿体洞に血液が充満することによりもたらされる。この膨張により陰茎海綿体からの流出静脈は陰茎海綿体と薄膜により圧迫され自動的に海綿体洞が閉塞して勃起が持続される。

陰茎海綿体の弛緩は陰茎海綿体内のcGMP（サイクリックGMP）の増加により発現する。cGMPは，陰茎に分布する非アドレナリン・非コリ性神経（NANC）や陰茎海綿体内皮細胞から遊離するNOによりその合成が促進される。一方陰茎海綿体にはPDE5という酵素が存在し，この遊離した

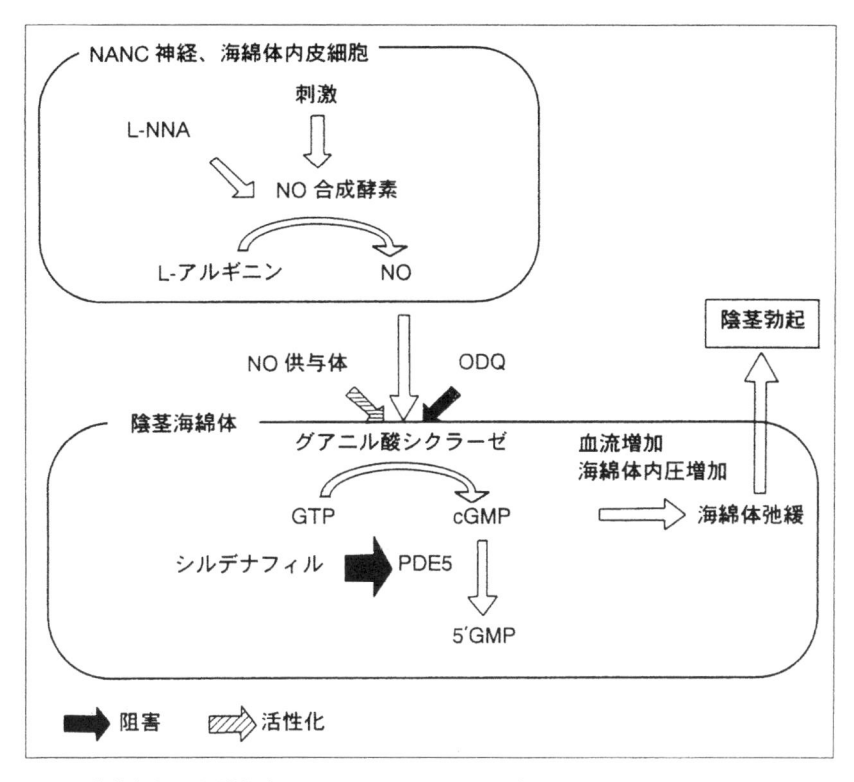

陰茎勃起の発現機序およびシルデナフィルの作用部位
NO：一酸化窒素，NANC神経：非アドレナリン非コリン作動性神経，L-NNA：L-n-ニトロアルギニン，ODQ：1H-[1,2,4]オキサジアゾロ[4,3-α]キノキサリン-1-オン，GTP：グアノシン5'-三リン酸，5'GMP：グアノシン5'-一リン酸，PDE：ホスホジエステラーゼ．

図18　クエン酸シルデナフィルの作用機序
（蛋白質核酸酵素 Vol, 45, No 6, 1052〜1056, 2000）

cGMPを分解する事が知られている。シルデナフィルはPDE5の選択的阻害剤で，神経および陰茎海綿体内皮細胞由来のNO存在下でcGMPの濃度を高め陰茎海綿体を弛緩し，その結果陰茎海綿体に血液が充満し，陰茎勃起を促しこれを持続すると考えられている。

　たとえるならば，陰茎海綿体というチューブと白膜というタイヤの間を流出静脈が流れ，チュウブが膨張してタイヤとの間で流出静脈を圧迫して行き

3. 作用機序

表5 ヒト PDE サブタイプの活性に対するシルデナフィルの影響
(平均値,括弧内は95%信頼限界)

PDE サブタイプ	組織	IC$_{50}$値(nmol/L$^{a)}$)		例数	効力比(IC$_{50}$値)
PDF1	心室筋	280	(229〜337)	6	1/80
PDF2	陰茎海綿体	68000	(31600〜146300)	5	1/19429
PDF3	陰茎海綿体	16200	(9500〜27800)	4	1/4629
	血小板	41200	(21600〜65000)	3	1/11771
PDF4	骨格筋	7200	(4500〜11500)	3	1/2057
PDF5	陰茎海綿体	3.5	(2.5〜4.8)	15	1
	血小板	6.1	(3.0〜12.6)	3	1/1.7
PDF6	網膜錐体細胞	34.1	(24.5〜47.4)	6	1/10
	網膜桿体細胞	37.5	(29.0〜48.5)	6	1/11

a) 1nmol/L=0.47ng/mL
(蛋白質核酸酵素 Vol.45, No.6, 1052〜1056, 2000)

場を失った血液が海綿体内に充満してタイヤを硬くしているのが勃起状態と想定する事ができる。

シルデナフィル（バイアグラ）の作用機序は以下のように要約できる。

シルデナフィルは PDE 5 の選択的阻害薬である。

シルデナイルの各種 PDE に対する 50％阻害濃度を表5に示した。表から明らかな通りシルデナフィルは PDE 5 に対し選択的な阻害作用を示した。

シルデナフィルの人陰茎海綿体（手術時摘出）の cGMP 量に対する作用を検討した。シルデナフィル単独では作用を示さなかったが，NO 存在下では cGMP を増加した。シルデナフィルはフェリネフィリン（交感神経作動薬）による陰茎海綿体の収縮に対して作用せず，直接作用を示さない事を確認した。

次に，NANC 神経由来の NO を介する陰茎海綿体の弛緩反応を検討した。シルデナフィルは電気刺激（この系は NO−cGMP 系を介する事が知られている）による弛緩反応を増強した。その作用持続時間も延長した。

シルデナフィルを内服した場合の血中濃度のピークは服薬後約1時間以内であった。また，血中濃度の半減期は 3〜5 時間であった。これらのデータから性行為の約1時間前に内服することが想定された。

実際の使用を考えた場合，このシルデナフィルの性質は重要である。内服

してから血中濃度が上がるまで，あまり時間がかかっても問題があるし，逆にあまり短くても不便である。さらに重要な点は，血中濃度が長く持続せず勃起が長時間にわたり持続しないということである。もし，血中濃度が長く持続し陰茎勃起が長期にわたって持続し続ければ，病的な持続勃起などの問題を起こすことになる。

以上からシルデナフィルは陰茎海綿体に直接作用は示さず，その作用発現には性的興奮などの刺激により生成されるNOの存在が必須であることが示唆された。いわゆる性欲自体を亢進する催淫剤や，陰茎に直接作用して本人の意思と独立して勃起をもたらす薬剤と異なり，性的刺激によって初めて作用を示すという極めて自然で生理的なED治療剤ということを示している。

シルデナフィルが今世紀最大の発明とまで言われるゆえんである。

4．物差しを作る

私は本書Ⅴセルベックスの 5 **胃潰瘍の薬は存在しない**で以下のように述べた。

「新薬開発も特に臨床開発の段階になると，自分が担当するテーマの化合物は一個に絞られ，また将来比較する先行した薬剤がある場合が多い。自分が担当するテーマの化合物の作用特性に対応して，その作用特性に沿った物差しを作って，その物差しでその化合物に適した患者群を発見し，それ陣取りするように切り取っていく。この過程こそが臨床開発そのものである。そしてその結果が適応症として結実する。自分の担当した化合物の特性を十分理解し，自分の化合物の特性が生かされる状況で対照薬と勝負して行く。即ち自分の土俵で戦う事が重要である」

特に確立された治療方法がない分野での薬効評価を行う場合，薬効評価に先行して評価方法自体の確立が必要である。すなわち薬効評価を行う場合の基準（物差）を作る必要がある。これは創薬において，臨床段階に限らず，多くの化合物からスクリーニングを行い，ひとつの化合物を選定してゆく過程でも重要である。

ファイザーではEDの専門家の協力を得ながら，EDのスクリーニングお

よび薬効評価のために，簡便で感受性，特異性の良い，再現性の得られる評価方法を確立していった。

日本においても，国内におけるシルデナフィルの臨床開発に呼応する形で「日本性機能学会用語委員会」から「国際勃起機能スコアー（IIEF）と国際勃起機能スコアー5（IIEF 5）の日本語訳」が1998年6月に公表された。

以下にその序文を示す。

「勃起障害のスクーリニングや治療の効果判定に国際的で簡便で再現性の高い診断票が求められていた。

1997年 Rosenらが International Index of Erectile Function（IIEF）を作り，高い再現性，感受性，特異性を報告している。今回，その日本語版をここに報告する。このIIEFはそもそも勃起障害治療薬の開発治験の効果判定のために作り出されたものである。この日本語版も日本での開発治験の際に使用されたものであり，英語から日本語，日本語から英語へと訳を繰り返し，原文から内容がずれないことを確認してある。そのため，いかにも訳語調になっている部分もあるがお許し願いたい。

さらに，IIEFは15項目あり長過ぎるのでスクリーニングには適さないという意見に配慮してIIEFの第5, 15, 4, 2, 7問を抜き出してIIEF 5というものが作られたのでこれの日本語訳も付記している。

われわれは薬物の効果判定などにはIIEFを，外来患者のスクリーニングなどにIIEF 5を使用されてはいかがと考えている。広く普及されることが目的なので，版権の問題は考慮せずに，コピーして広く使用していただきたい。

謝辞：今回の日本語版作成にあたってはファイザー製薬に多大な援助をいただいた。ここに感謝の意を表する。また，Dr. RosenとのDe交渉をはじめ，雑用を一手に引き受けていただいた九州大学医学部泌尿器科の木元康介先生にも感謝する」

日本におけるシルデナフィルの開発に先立ち，日本人におけるIIEFの妥当性が確認された。15項目の質問のうち主評価項目として，挿入の頻度に関する質問「ここ4週間，性交を試みたとき何回挿入することができましたか？」，および勃起の持続に関する質問「ここ4週間，性交中挿入後何回勃起を持続することができましたか？」により以下のスコアーで評価することとした。

スコアー

性交の試み1度もなし……………………………0
毎回またはほぼ毎回………………………………5
おおかた毎回（半分よりかなり上回る回数）………4
時々…………………………………………………3
たまに（半分よりかなり下回る回数）………………2
全くなしまたはほとんどなし……………………1

　またこの評価方法自体の再現性について臨床研究が行われた。
　勃起機能，性的欲求，オルガニズムス機能，全般的満足度，性交満足度，合計スコアーの6項目についても検討された。良い再現性か確認できた。
　特に臨床評価の物差しの策定に当たっては，以下の三点が重要と考えられる。
1) 自分の担当した化合物の特徴が明確に表現される事
2) 簡便である事
3) 感度，特異性，信頼性
　バイアグラの場合，臨床効果の点では明らかであったため，物差しの作成はむしろ簡便である事，感度・特異性・信頼性の確立が大きなウエイトを占めたと考えている。これは担当するテーマにより問題点の優先順位が異なるという事を示している。

5．報道

　バイアグラはED治療薬として画期的な薬剤であることに異論はない。しかし性の問題は当時かなり開放される傾向にあったとはいえ，特に日本においてはタブー視する風潮が残っていた。
　特に高齢者や多くの合併症を持っている人がバイアグラを使用して事故が起きた場合，これを面白おかしく興味本位でマスコミに取り上げられ，バイアグラが持っている本来の医学的，さらには社会的に重要な有用性が損なわれてしまう可能性を秘めていた。

他の薬剤開発では想像もしなかったことであるが，バイアグラの新薬開発においては避けて通れない重要な問題であった。
　とにかくED治療薬バイアグラを，報道機関も含めた各方面にまじめに取り扱っていただくようにすることが急務であった。
　EDの研究者，臨床専門化，マスコミ関係者を招いて，バイアグラを中心にしてわれわれがED治療薬開発にいかにまじめに取り組んでいるか，またEDが一部の人にとって深刻な病気であり，これに悩んでいる患者にとってバイアグラがいかに福音となるかを論議し，メーカ，研究者，マスコミ関係者が一堂に会して対等に論議するアドバイザリーボードを企画した。
　アドバイザリーボードは1997年12月，1998年3月の二回行った。
　第一回はEDの患者数，EDの発生メカニズム（基礎），EDの病態，治療法，注意事項そして総合討論であった。
　ED自体は男性側の問題であるが，パートナーとの関係において成り立つ行為であるだけに，他の病気と異なり女性の受け入れ側の問題は重要である。このような観点から，第2回は女性側の視点からの論議を中心にアドバイザリボードを行った。
　マスコミ関係者としては文芸春秋のM氏，共同通信のT氏，日本経済新聞社のN氏，および女性記者にも参加いただいた。
　アドバイザリーボードに出席いただいたマスコミ関係者のコメントを総合すると以下のようにまとめることが出来る。
1) マスコミの集団は雑多でいろいろな人がいる。従って情報のリリースは十分注意すべきである。
2) バイアグラに関して言えばはじめにまじめなメディアに公平な立場で取り上げてもらうのがよい。このようにしておけばその後は興味本位の記事は少なくなる。そのような意味ではアドバイザリーボードの企画は大変良い。
3) 日本の場合，雑誌等の購買層は比較的レベルが高い人たちで均質化しており，同じ層の人たちが興味本位の雑誌を読み，かつレベルの高いまじめな雑誌をも読む。
4) このように最初にまじめに取り上げれば，2番煎じで興味本位に書いてもそのニュースバリューは半減する。
5) 　バイアグラの場合，ファイザーがまじめにEDと向き合いこれを何と

か解決しようと医家向け医療用医薬品を目指し，純学問的に開発に取り組んで来た。現在のところ興味本位のマスコミの取り上げられ方は非常に少なく健全な流れである。
6) 現在のマスコミ一般の流れとして，悪い点を取り上げ問題にする，いわれるハザード管理の考え方が強い。ハザード管理は障害を管理する考え方で，新しい製品を管理するものではない。
7) 新しい製品や技術の場合リスク管理の考え方をすべきで，トータルのリスクベネフィットで考えるべきである。
8) バイアグラ自体が性欲を亢進する作用が無い事，これはきわめて重要な性質であるのでもっと強調すべきであろう。

また女性専門医の立場からのバイアグラに対するコメントは，以下のとおりであった。

性行為は異性間のコミュニケーションの一部であり，まず両性の精神的なつながりが有って初めて意味を持つ。勃起不全の治療薬を開発する段階からパートナー側の意見を求めこれを考慮するのは重要である。
1) 従来，更年期以後の女性の場合は性行為に対する欲求より精神的なつながりを求める傾向が強かった。しかしHRT（ホルモン補充療法）により更年期特有の不定愁訴（いらいらする，のぼせ，手足の痛み，肩凝りなど）は良く改善する。これに加えてかなりの若返りが見られる場合が多い。
2) HRTによって若返りが見られ性器にも潤いなどが回復し，男性を受け入れる態勢が整ってもパートナーがこれに対応できない場合がしばしばあった。
3) せっかく女性側の更年期障害が改善しても，パートナーがこれについていけない様ではその意義は半減してしまう。従来は漢方薬などを処方していたがその効果は不明であり，その治療に苦慮していた。
4) 経口投与で副作用がなく勃起不全に対する効果が確かな薬剤が有れば，女性の更年期障害の治療も有用性が増す。これは更年期障害を乗り越えようとする女性にとっても福音である。
5) 女性の更年期障害に対してのHRT，男性のEDに対しての治療，この両者がそろって初めて治療が完結する。

6) 性関連の治療はカップルを一単位として考えて，両者を治療する事を常に念頭におかないと十分な治療効果が得られない。
7) HRT で更年期障害の治療をすると見た目が若返るだけでなく，行動が活発になり，とにかく元気で明るくなる。男性も勃起不全が改善すれば自信を回復し活力が増すのではないか。
8) 女性の更年期障害の HRT 療法は日本ではまだ普及していない。したがって勃起不全の治療薬の開発に当たってはパートナーの受入態勢を考慮し，できればこれを改善する方法の普及もあわせて進めると良いと思う。
9) 現在日本では少子化が社会問題としてクローズアップされている。不妊の原因の一つに若年性 ED が有り，この点でも意義が有るのではないか。
10) ピルは不幸な転機をたどり 1998 年 2 月現在，避妊薬としては承認を受けていない。勃起不全の治療薬も性に関わる薬剤だけに誤解を受けかねない。とにかくまじめに医療用医薬品として開発する事を勧める。

というものであった。

その後一時的，局所的に興味本位と思われるバイアグラの記事が散見されても，大きく逸脱してその路線が長期間持続するようなことはなかった。

6. ブリッジング試験第一号

　私がファイザー製薬に入社したときにはバイアグラの前期第二相試験が終了して，後期第二相試験をスタートした段階にあった。

　当時日本では臨床試験を行うための環境が十分に整っておらず，臨床試験を推進するには多くの時間と多大の費用を要していた。この事は医薬品における非関税障壁として先進国で問題視されていた。日本と同等あるいは日本よりも審査基準の厳しい欧米の審査を通ったデータが，日本では使えず，日本で新薬の承認を取るためには改めて同じような臨床試験を再度行う必要があった。これは資源の節約という観点から，また新薬を待ち望む多くの患者さんにとっても改善する必要があった。ただ日本人と欧米人では人種差，および食生活，医療環境など医薬品の使用実態が異なり，欧米のデータそのままを無条件に受け入れるのも問題があり，日本とアメリカ，欧州との間で，薬の審査を相互に簡略化するための協議がつづけられて，先に承認した国の

臨床データを相互に活用するという合意が進んでいた。所謂 ICH である。

　当時日本で外国の臨床試験データが活用されて，日本の臨床試験を行うことなく承認される日が近いと考えられていた。しかしそのためにはこの欧米での臨床データを日本人に適用できるか否かを評価するための試験が必要である。すなわち欧米人での臨床結果と日本人での臨床結果がよく相関していることを示す試験，すなわち欧米で行われた臨床試験と日本人で行われた臨床試験を橋渡しする試験の結果にかかっていた。いわゆるブリッジング試験である。

　一般にブリッジング試験は用量反応試験と呼ばれる臨床研究の中では中期に行われる後期第二相試験で行われることが多い。もしこのブリッジング試験で良い結果が得られれば，その後の臨床試験，すなわち多くの人で有効性，安全性を証明する第三相試験，長期投与試験，高齢者に対する試験などの臨床試験を海外の臨床試験データを活用して申請することができる。これらのブリッジング以降に行われる臨床試験に要する時間と費用は莫大なもので，開発する薬の種類にもよるが3年以上の歳月，百億円以上の資源を必要とする。

　バイアグラはこのブリッジング試験に成功し海外の臨床データを活用して日本で最初に承認された薬剤，すなわちブリッジング第一号である。

　海外臨床成績を日本の新薬承認のための評価資料とすることに関しては，医療環境，人種差，臨床データなどを評価して総合的に判断される。

　ここではその主要な項目，および特に留意した点について，簡潔にその要旨を述べる。

　海外の臨床成績を評価資料として申請するに先立ち
1) 経口投与した場合の日本人と外国人の体内動態の比較
2) 日本と欧米の臨床による用量反応性，有効性，安全性の比較
3) 糖尿病に伴う ED における有効性，安全性の比較
4) 脊髄損傷による ED 患者における有効性，安全性比較
5) 長期投与試験

についてバイアグラの全体像のまとめを行った。

　日本人と欧米人で同一用量を投与した場合に，体重も異なり，最高血中濃度や吸収の薬物動態が同一であるとは限らない。また逆に，日本人と欧米人の差以上に同一人種内の変動幅が大きくこの変動幅の中に入ってしまう事も

少なくない。

　問題は同一プロトコル（同一評価基準，同一用法・用量，同一評価時期など）で評価し，物差しを統一しておく事である。この基準となる物差しが同一でないと臨床効果，特に用量反応性で違いが出た場合にその原因を推定する事も出来なくなりその後の対応に苦慮する事になる。

　幸いにもバイアグラの場合，開発の主担当者Ｓ氏はまじめできっちり仕事をするひとで，海外の開発担当者とよく連絡を取り，同一プロトコル，同一評価基準，同一用法・用量で試験をスタートしていた。

　この当たり前のことが医療環境や医療に対する考え方が同一でない国で臨床研究を進行する場合，以外に障害になる。特にプラセボ（偽薬）の使用は抵抗が大きい。

　ブリッジングでは，日本で実施された二重盲検試験（後期第二相試験）と同一の用法・用量で実施された欧州およびアメリカの二重盲検試験を用いて比較した。

　日・欧・米の各試験は，同一診断基準により ED と診断された患者，すなわち「性交時に有効な勃起が得られないためあるいは維持できないため満足な性交が行えない状態」と診断された患者が対象である。各試験はいずれもプラセボを対象とした多施設二重盲検比較試験で，用法用量はプラセボ，5, 25, 50, 100 mg のいずれかを性交の約1時間前に服用することとした。

　主な選択基準として ED の罹病期間は少なくとも3カ月以上，評価観察期間は日・欧・米それぞれ8週，12週，24週であった。罹病期間はいずれもほぼ3年と同様と考えられた。対象年齢はいずれの国も平均年齢が50歳以上であったことから大きな違いはないと考えられた。

　以上のことから，これら3試験を用いて日本と外国の間で用量反応関係，有効性，および安全性を比較することは妥当であると考えた。

　日・欧・米の3試験の「挿入の頻度」および「勃起の持続」の平均値の95％信頼区間の「挿入の頻度」では3試験ともプラセボ群のスコアーは2.17〜2.31と類似していた。25 mg 群はいずれも平均で1前後高く，また50 mg 群および100 mg 群はいずれも1.5程度高く，日本における臨床試験の結果は欧・米で行なわれた結果と同様，明らかに有効性を示した。また安全性についても日・欧・米でその内訳，頻度，程度ともに差が無かった。

7. 優先審査第一号

　バイアグラの場合一般の薬剤と異なり性にかかわる薬剤であったので，その取り扱いについては早い時期から医薬品機構，厚生省に注意すべき点について相談に行って指導を仰いでいた。

　当時，二重盲検試験の開票から新薬の申請までは一般には半年，早くて3カ月と言われていた。私も従来いくつかの新製品を申請していたがその最短は，70日であった。しかしバイアグラの場合はこれを40日で行った。

　さらにこの申請業務と並行して，所謂，優先審査についての厚生省への要望も行っていた。当時日本ではまだ優先審査という前例が無く，当時は加速審査，あるいは速やかな審査という言葉を使っていた。

　当時私が原案を作成した加速審査要望書の下書きは以下のような文章であったと思う。

　「バイアグラ（シルデナフィル）」の有用性
　シルデナフィルは従来の勃起不全治療法とは異なり，経口投与で生理的な勃起能を回復し忍容性に優れた画期的な新薬であり，医療上の有用性が高く多くの患者から待望されております。速やかな審査を考慮いただくように要望いたします。尚，シルデナフィルは米国，欧州では平成9年9月に申請し，優先審査を受け，米国では承認を受け，すでに発売され，欧州では今年の9月に発売の見込みです。

　勃起不全は通常，機能性，器質性，混合性に大別されます。
　白井は我が国における勃起不全の患者数をおよそ200万人〜400万人と推定しています（IMPOTENCE：2 (2) 67〜93, 1987）。
　白井は上記文献の中で勃起不全患者を大別し，患者はおよそ器質性：50〜105万人，機能性：63〜175万人，加齢性：99〜137万人と推定しています。
　勃起不全の治療は大別して，手術，局所注射・あるいは尿道への注入，陰圧式勃起補助具，経口薬に分類されます。
　手術による方法としては陰茎プロスターシスの挿入手術があります。これは生理的な勃起に関与する組織を破壊するため術後に生理的勃起は不可能に

なり，最後の手段とされています。また感染，炎症などのケアーに留意する必要があります。局所注射・尿道への注入法としてはプロスタグランジン製剤およびその座薬があります。いずれも性交前に注射または注入します。1時間ほどの勃起持続が期待できますが，痛みや持続性勃起（数時間以内に緊急手術が必要）の心配が残る。特に日本では患者の自己注射が認められていないため，パートナーが病院の近くで待機しなければならない不便があります。

陰圧式勃起補助器具は，陰茎に筒をかぶせ陰圧にして陰茎の根元をゴム状リングで締め付ける方法です。射精が障害されたり，陰嚢等が吸引による外傷を受けたり，パートナーとのムードを壊す場合が有るなどの欠点があります。

経口剤としては従来，民間薬，漢方薬が用いられてきましたがいずれも明確な効果は期待できない状況にあります。

これら従来の治療法に対して，シルデナフィルは経口投与で生理的に勃起を促す（視覚，触覚などの適当な性的刺激で勃起する。また局所に作用し中枢に影響しないので正常域を越えて性欲を亢進することはない）事が確認された唯一の薬剤です。

すなわち，従来の治療法と異なり経口投与で生理的な勃起を促す画期的な薬剤であります。

シルデナフィルは器質性，機能性，混合性あるいは加齢性さらに脊髄損傷，糖尿病性のいずれのインポテンスに対しても挿入の頻度，勃起の持続ともにプラセボに比べ明らかに高い有効性を示し，その差は統計上有意でした。随伴症状としては軽度の頭痛，頭重，ほてり，視覚障害，消化管障害が認められましたが，臨床上問題となるものではなく，忍容性に優れる成績でした。

以上シルデナフィルは従来の勃起不全治療法とは異なり経口投与で生理的な勃起能を回復し，忍容性に優れた画期的な新薬であり，医療上の有用性が高く多くの患者から待望されております。速やかな審査を考慮いただくように要望いたします」

1998年7月24日の申請後1999年1月に承認になった。

この過程でもっとも印象に残っているのは，8月から9月にかけて行われた書面調査である。従来はこの書面調査は3〜6ヶ月かけて行われるのが一

般的であった。これを5日間で集中して行った。

　調査を受ける項目は，原薬，および製剤の物理化学的性状，試験方法，安定性，安全性試験，主薬効薬理，吸収・分布・代謝・排泄，正常人での臨床試験，患者さんでの臨床試験などの項目である。特に臨床試験については書類が多い。臨床試験は30施設の各々の病院ごとに治験開始前，治験中，治験終了後，および治験中止の場合も含めると，100種類以上の保存すべき書類がある。

　さらに数百症例の患者さんごとの，詳細な臨床経過をまとめた調査票の内容の確認もしなければならない。これは1症例の調査票で何百項目にもわたる記入欄がある。調査票に訂正がある場合は特にその理由を記入したモニタリング記録の内容確認が行われる。これらをすべて整合性が取れているか順を追って確認する作業である。

　機構側のスタッフは5〜6名。これに対し会社側は7〜10名で対応した。

　朝から夕方6時頃まで長い机に向かい合って質問と回答，中には激しいやり取り。そしてその各質問と回答の記録をとる会社側，機構側の記録係など，騒然としたかと思うとしばらく沈黙が続き，ページを繰る音，記録する音が聞こえる。

　朝9時から昼の50分の昼食時間を省き，びっしり夕方の6時まで確認作業が続く。夕方その日の指摘事項，および質問事項，問題点を整理し，これを機構側，会社側で確認する。

　会社に帰ってからが大変である。次の日の質問に的確に答えられるように手落ちのないように担当病院ごとに調査票などを整理し問題点などを書き出し，準備をする一方，その日に受けた指摘，質問，問題点に対する回答を準備しなければならない。

　気がつくと夜中の2時，3時である。当然全員近くのホテルを予約している。こんな数日が続いた夜中の1時頃，女性社員のお母さんから私に電話が入った。

　「家の娘は本当に会社でこんなに遅くまで仕事をしているのでしょうか？ホテルに泊まるということで電話しても，チェックインされていますが外出中ですと昨日も言われました」

　私はしまったと思った。事前にご両親に事情をお話し理解を得ておくべきであったと思った。

「申し訳ありません，私は組織をお預かりしております伊藤と申します。非常事態でお嬢さんのお力を借りなければどうしても解決しない問題がありまして，確かに今も資料室で仕事をしていただいております。事前に私のほうから状況を申し上げてお願いすべきでした。すぐにお嬢さんから電話してもらいます」

　資料室から大きな声で「お母さんたら，やだー」と大きな声が聞こえてきた。

　資料室から持ち出した山のような書類が，人がいなくなったオフィスの廊下に積み上げられて並んでいる。明日の書面調査に向けて全員黙々と，確認した資料をダンボールにつめていた。

　朝9時，機構に着くと，すでに機構のスタッフの方は昨日の確認作業での指摘，質問，問題点を簡潔なメモにまとめておられた。我々も大変だけどスタッフの方々もきっと夜中まで仕事であったに違いない。それも連日すでに5日間が経過していた。我々は直接自分たちの利害に直結する仕事だからと割り切れるけれど，機構のスタッフの方にはいかに優先審査とはいえ頭が下がる思いがした。

　最後に「5日間にわたり本当にご苦労様でした。お互いに大変でしたがほぼ予定どうり書面調査を終える事が出来ました。正式には文書で連絡しますが比較的よくGCPが守られていると思います。細かい点でいくつか改善のお願いや，指摘，質問がありますが，大きな問題はないと思います。本当に連日お疲れ様でした」とご挨拶と好評をいただいた。

　持ち込んだ荷物をワゴンタクシーに積み込み，機構を後にして高速道路に上がる坂道を勢いよく登るうち，体重が少し重くなり車のシートにめり込むような感覚の中で私は気を失っていた。

　二重盲検試験開票から45日で申請，申請してから承認まで6ヶ月と異例ずくめの中で，バイアグラは日本における優先審査第一号となった。

8. 朝食が豪華になりました

　バイアグラが発売になって数年経過したときの，食事をしながらの会話である。

当時バイアグラの臨床開発は私を含め14名で推進していた。
　この14名のうちモニタリングを担当していたM氏およびその上司でモニタリングを統括していたH氏および私の3名で夕食をする機会があった。現在は各々異なった部署で仕事をしているだけに，3名集まると自然バイアグラの話になった。

M氏：バイアグラの臨床研究が始まった最初の頃，EDに関して泌尿器科医の間でも病気という認識がはっきりしていない場合があった。特に担当医の先生は臨床研究を承諾しても，病院の倫理審査委員会で「これは病気でないから臨床研究に値しない」として却下されるケースも最初の頃相次いだことがある。当時泌尿器科医の中でもEDを研究するドクターはマイナーであったと思う。

H氏：一方ではバイアグラがマスコミや学会で取り上げられ脚光を浴びてくると，それまでマイナーであったEDの研究をしていた先生の中には助手や講師から助教授や教授に昇進された先生もおられる。なかにはとくべつにED外来を新設した大学もある。画期的な新薬が出て研究が進むということはいろいろな影響をおよぼすと感じた。

M氏：困った事としては，伊藤さんが部長でこられてから，残薬回収が特に厳しくなったことである。患者さんの日誌，および調査票から使用した薬の錠剤数を計算して，回収された薬剤が少ないと，これをしつこく追求した。それでも整合性が取れないと担当医や医局の担当者さらには薬剤部の治験薬管理者に回収できない理由を問い，さらに程度が激しいと始末書まで書くように指示されたのは驚いた。当時は厳し過ぎると思ったけれど，その後に厚生省の書面調査の時には厳しく管理しておいて良かったと思った。

H氏：わたしも臨床試験進行中に治験管理や患者記録が不正確という理由でその後の臨床研究を中止し，病院から試験薬剤を引き上げたのは初めての経験で，厳しいなーと思った。
　　　困った事といえば，来院を促したり残薬回収のため患者さんに来院してもらおうと担当医から患者さんに連絡を取ってもらったら，奥様が出られご主人が臨床研究に参加している事を知らなかった。

私：パートナーが奥さんとは限らないから。

M氏：一番困ったのは臨床研究が終了して薬剤を回収した後，患者さんや担当の先生から薬剤を継続して提供してほしいとしつこく頼まれたことだ。薬事法で定められているからといっても「こちらにも都合があるから何とかしてほしい。女子大生にマンションを購入して住まわせているが，逃げられそうだ。どうしてくれる」と担当医が患者さんから詰め寄られたという事があった。

H氏：マスコミでバイアグラの報道がされると，年頃になるうちの娘はいやな顔をして「お父さんまさかバイアグラの関係の仕事をしているのではないでしょうねー」とにらんだのには困った。
　　　逆に親類の人や知り合いからなんとか入手できないかと相談を受ける事も多かった。

M氏：大学の先生からよく相談を受けた。だけど全部断った。

　私：ずいぶんいろんな人から頼まれる事があった。なかには政府高官や大臣の名前をかたり，その秘書と称する人から要請があった。当然のことではあるがすべてこれも拒否した。特にこの種の薬剤が管理ミスで事故でも起こしたら，せっかくの良い薬も命取りになる。中国産のバイアグラということでバイアグラが含まれているか調べてほしいと持ち込まれた薬のパッケージに「偉大的男」と書いてあったのには驚いた。

　私：バイアグラで一番印象に残っているのは？

M氏：泌尿器のマイナーな研究をしていた先生方とバイアグラを通じて親しくなって，今でも交流がある。先生方と一緒になって薬に仕上げていったという実感がある。特に新薬申請までたどり着いた経験が無かったので，特に追い上げの頃は毎日夜中1時2時まで調査票をしらみつぶしにチェックした。それでも伊藤さんに指摘され，再調査を要求されるのでハンストを良く起こした。

H氏：若いモニターに取り囲まれて「本当にこんな事で申請までいけるのか？　新薬として間違いなく承認されるのか」と詰め寄られた。伊藤さんに来てもらって説得してもらったのが数回あったと思う。

　私：何回かあったね。細かいところで多少の不整合があっても，薬は有効性，安全性そして臨床研究の場合，特に信頼性が確保できれば必ず薬になる。何回か新薬の承認を取った経験から，「かならずこのテーマ

は新薬として承認されると確信を持っていえる。それどころか世界に通用する，画期的な新製品を自分たちが推進したという誇りに思えるときが必ず来るから信じて耐えてほしい」というような事をいったと思う。

H氏：伊藤さんのいうとおりになりました。それ以上かもしれない。日本におけるブリッジング一号，優先審査第一号ですから。今でもバイアグラを担当した事，いつも誇りに思っています。どんなつらい事があってもあのときの事を思い出せば耐えられます。

M氏：本当にそうでした。バイアグラチーム全員が今でも誇りに思っています。そして二重盲検試験開票から申請まで45日という驚異的スピードでスケジュールが苦しくなればなるほど，つらかったけど俺たちはやれば出来るという自信みたいなものにだんだん満たされてきて，グループの一体感がどんどん強くなっていったのは不思議だった。

私：そういえば二重盲検試験の開票会の前は，50時間以上一睡も出来なくてふらふらだったね。

H氏：伊藤さんはバイアグラの開発を通じて一番印象に残るのは何ですか？

私：開発している時というより，今でも気になって機会があれば検討してみたいと思っている事がある。

それは特に日本では高齢社会が急速に進み，高齢社会においては社会の活力の低下が極めて大きな課題となる。

異性間の性的刺激が生物の生きる活力の源泉の一つである事は間違いないとおもう。更年期障害が改善され女性側の受け入れ態勢が整い，男性側のED治療が可能になれば両者相互に刺激し合い，その結果，高齢社会に有っても，若々しさを保ち社会の活力を回復する事にバイアグラやピルが貢献できる可能性がある。

バイアグラがEDを改善し，この事が日常生活で生きる活力や家庭，社会生活のQOL（個人，家庭，社会）をどのように改善するかを計測し，その改善が社会の活力にどの程度影響するのかを推定し，推定した活力改善の程度が最終的には社会的コストに換算してどの程度の価値を有するのかを数字で示し，公衆衛生審議会などに対して提言したいと思っていた。

またEDは糖尿病や，高血圧，高脂血症などの生活習慣病を合併する事が多い。EDを指標にこれら生活習慣病が発見され，治療につながる可能性も

ある。

　特に急速に高齢社会が進む日本においては，社会の活力に貢献できる薬剤としてバイアグラを位置づける事ができればそのインパクトは強く，社会的にもその意義は大きいと思う。

　これに関連して，いつも思い出すのはバイアグラを使用した患者さんからいただいた手紙である。

「バイアグラのおかげで家庭の中が明るくなりました。家内や子供とも話が弾むようになり，自分も若い頃のように自信が回復してきました。やる気は仕事にも共通するのですね。

　何より，30人くらいの小さな会社ですが，社員も明るくなり会社の経営も好転してきました。さらにEDの治療を機会に糖尿病が見つかり，こちらの治療も順調です。

　本当にバイアグラを開発していただいてありがとうございました。

　特にバイアグラのお世話になった翌朝はさわやかに，少し早めに目が覚めます。台所からは家内の包丁を刻む音が軽やかに聞こえてきます。そして最近は朝食がとても豪華になりました」

おわりに

　私は60歳を迎えるにあたり，今まで自分が経験してきた新薬開発の体験やノーハウを自分なりに取りまとめ，残しておきたいと強く思うようになった。さらにこのとりまとめを通じて，今後自分の残された人生をどのように歩いていくか考えてみようと思った。

　2004年の4月頃から自分が保存していた手帳，メモあるいは公表された文献，新聞記事など新薬開発にかかわってきた資料を整理した。休日や夜の自由になる時間をほとんどこれに費やした。
　2004年9月に「創薬物語」の基本骨格はほぼ書きあげることができた。この段階で周囲の人に素読を依頼した。
　特に新薬開発は1品の開発に10年以上の歳月がかかり，非常に多くの人々が関与しなければ完成しない長期間に渡る共同事業である。
　自分ではその新製品の開発に中心的にかかわったと思いこんでいても，他の人から見ればそれが独り善がりであったりしてはそこから得られた体験やノーハウは意味がない。
　素読していただいた方から，「自分のひとりよがりという点が目につくところはない。むしろ社内での人間関係あるいは精神的な葛藤などもっとドロドロした部分を書き込んでもいいのではないかと」いう意見が多かった。
　特にうれしかったのはエーザイの上司でもあったO氏からいただいた以下の手紙である。
　秋らしくなってきましたが，ご多忙のことと思います。「創薬物語」の原稿は感動をもって読ませていただきました。友人にも回して読んでいただいたところ，同様の感想が電話でありました。彼はまじめですから誤字までチェックしているようです。
　「エーザイのプロモーター制の原点は，言うまでもなく創業者内藤豊次にあるわけで，手元に残していた資料のコピーを同封致します。その昔エーザイの研究月報，これは昭和41年の原稿です。コピーの繰り返しで読みづらいですが見てください，きっと参考になると思います」というものであった。
　「新しい製品づくりは研究1，開発2，プロモーション3のウエイトが要と

言われるぐらい，売ることが難しい。世間がどんなものを求めているかということを調べ，それにぴったり当てはまった製品を作り上げ，ハイどうぞというのが開発の仕事である。しかし，せっかく作っても，これを大きく売るようにすることはさらに難しい。エーザイの場合でも，研究でも開発でも，これなら大丈夫と確信のあるものを作ったにもかかわらず，事業部では難航を続けているのはその好例である。研究室の狭い穴から世間を眺めて作り上げた製品は売れないのに反し，医師や大衆に常に接している側からのアイデアによるものは，つまらないようなものであってもよく売れる。新製品作りにおいては，これなら必ず売れる，売って見せるというプロモーションからの着眼にウエィトを置く要はここにある。

「売れようが売れまいが，そんなことは研究室の知ったことではない」ということをよく耳にするが，それは学校の先生なり役人のいうことで，エーザイのように研究開発費を自前で稼ぎ出すところへ職を奉ずる者の口に出すべきことでないと思う。せっかくの作品が，莫大な研究費を投じるだけで売れてくれないことにはロイヤリティも稼げず，研究費も出せない。そんな研究室に無駄金をかけても，社が破産するばかりである」以下略

　私が「創薬物語」で述べてきたその主旨を企業経営という立場から指摘していると思われる。自分なりに自分の考えで自分がまとめたと思っていた「創薬物語」も，エーザイの創業者の手のひらの範囲で動いていたのかという落胆の思いが少しした。と同時に，やはり自分の思っていたことは見当はずれの事でなかったという確信を持つことができた。
　組織や製品を提供する側の論理でなく，患者さんの要望を解決する事を中心に据え，我々がその要望を実現するため技術，情報，科学，資源を道具として徹底して活用する。これを実行するためにアイデアの段階から明確な目標に向かって強力に推進し，ひたすらテーマだけのことを考え続け，新薬承認を取り発売後販売が軌道に乗るまで一貫してこれを専任で担当する創薬の指揮者（CTD：候補品チームディレクター）およびこれを支える組織を育成する事が重要であると思う。現在創薬に関する各領域が専門化されて各々人材も多いが，この創薬全体を俯瞰し各専門領域を貫いて推進する経験，能力を持った人は非常に少ない。創薬の日々の実践の中でこれを育成してゆくのが急務であると思う。患者さんや家族の要望を解決するため我々の創薬ス

タイルを変化適応する事は，価値の創造に他ならないと私は思う。なぜなら望まれていないものをいくら作ってもそれは価値の創造にはつながらないからである。

これが指揮者不在の創薬というオーケストラから脱却し，研究開発費の高騰と新薬数の減少という危機的状況を改善するために，今実践すべき最優先課題であると私は思う。

文　献

III．新薬創出の問題点と提案
  1) 川上裕：政策研ニュース　No. 13, 6, 2004
  2) 森下芳和：政策件ニュース　No. 15, 13, 2004
  3) 「薬事ハンドブック」2005 年版，株式会社じほう

IV．胆石溶解剤
  1) 荒川弘道ら：医学のあゆみ　**107**, 130, 1978
  2) Tateyama, Metal.：Tohoku J. Exp. Med., **133**, 467, 1981
  3) Danzinger, G.R. et al.：New Eng. J. Med., **286**, 2, 1972
  4) 牧野勲ら：「胆汁酸」，1980 年，株式会社中外医学社

V．セルベックス
  1) 「焼ける胃―知られざる医学誌―」11, 1989，株式会社ファーマインターナショナル
  2) 「焼ける胃―知られざる医学誌―」6, 1989，株式会社ファーマインターナショナル
  3) 関口秀男：「薬の発明そのたどった道」，121，ファルマシアレビュー編集委員会，日本薬学会，1986 年 7 月
  4) 伊藤正春：科学経済　**4**, 81, 1994
  5) 芦沢真六ら：Pro. Med., **3** (S), 119, 1983
  6) Murakami, M. et al.：Arznem.：Forsch., **31**, 799, 1981
  7) 岩越一彦ら：基礎と臨床，**20**, 8261, 1986
  8) 岡部進：「楽しい薬理学―セレンディピティー」，2001，株式会社南山堂

9) 日本経済新聞：昭和 57 年 11 月 20 日夕刊
10) Shiro Fujino et al.: Health Policy, **5**, 45, 1985
11) 神山恵三：「植物の不思議な力＝フィトンチッド」，1975，株式会社講談社
12) 特許広報：特公平 7-103019

VI. 膵炎治療剤（E-3123）の失敗

1) E 3123（ERCP）二重盲検試験覚書
2) E 3123 研究会：「膵炎とプロテアーゼインヒビター」，1995，株式会社ぬぷん

VII. パリエット

1) Lars Olbe et al.: NATURE REVIEWS DRUG DISCOVERY, **2**, 132, 2003
2) Fujisaki, H., et al.: Biochem Pharmacol., **42**, 321, 1991
3) Yasuda, S., et al.: Chn. Pharmcol. Ther., **58**, 143, 1995
4) 中澤三郎ら：Modern Physician, **14**, 38, 1994

VIII. バイアグラ

1) ラリー・カーツエンスタイン（山下篤子訳）：「バイアグラ―驚異の新薬―」，1998，三田出版会
2) 宮田親平：「ハゲ，インポテンス，アルツハイマーの薬」，1999，株式会社文藝春秋
3) 伊藤正春ら：蛋白質核酸酵素，**45**（No 6），1052, 2000
4) 白井将文ら：西日本泌尿器科 **62**（No 6），373, 2000

©2006	第1版発行　2006年1月25日
	2 刷　2010年4月20日

創薬物語

（定価はカバーに表示してあります）

著者　伊　藤　正　春

検　印
省　略

発行所　株式会社　新興医学出版社
発行者　服　部　秀　夫
〒113-0033 東京都文京区本郷6-26-8
電話　03（3816）2853
FAX　03（3816）2895

印刷　明和印刷株式会社　　　ISBN978-4-88002-483-7　　　郵便振替　00120-8-191625

- 本書の複製権・上映権・譲渡権・公衆送信権（送信可能化権を含む）は株式会社新興医学出版社が保有します。
- JCOPY 〈(社)出版者著作権管理機構委託出版物〉
  本書の無断複写は著作権法上での例外を除き禁じられています。複写される場合は，そのつど事前に，（社）出版者著作権管理機構（電話 03-3513-6969，FAX 03-3513-6979, e-mail:info@jcopy.or.jp）の許諾を得てください。